Valentine Speranza

Mon Enfant, ce Petit Gourmet

Guide pour son Alimentation Saine et Consciente

Polychromatic reflections Publishing

Code ISBN : 9798397381741
Marque éditoriale : Independently published
Couverture : Packer Nemo

Sommaire

Introduction..7

**La nourriture et l'enfant :
une relation complexe**......................................11

Les besoins nutritionnels spécifiques à chaque âge..................11
Les habitudes alimentaires :
l'impact de la culture et de la société.................................13
La perception de l'alimentation chez l'enfant.........................15
Questionnement
sur les habitudes alimentaires actuelles..............................17

**La pleine conscience,
un outil puissant**...19

Introduction à la pleine conscience....................................19
L'impact de la pleine conscience
sur le comportement alimentaire.......................................22
L'application de la pleine conscience
dans l'alimentation des enfants..24
Réflexions sur l'importance
de la pleine conscience..27

**L'art de présenter
les aliments sains**...31

Techniques culinaires
pour rendre les aliments sains attrayants............................31
Implication des enfants
dans la préparation des repas...34
L'art de la présentation :
rendre les aliments sains "amusants".................................37
Questions sur la manière dont nous présentons
la nourriture aux enfants...39

**L'éducation alimentaire :
un enjeu majeur**..**43**

Comment enseigner aux enfants
une alimentation saine..43

L'influence des modèles
et des environnements sur les choix alimentaires..................46

La responsabilité des adultes
dans l'éducation alimentaire...49

Réflexions sur notre rôle en tant qu'éducateurs......................52

**Alimentation saine
et développement de l'enfant**...**57**

L'impact d'une alimentation saine
sur la croissance physique..57

Alimentation et développement cognitif.............................59

Alimentation et émotion :
l'influence sur le bien-être psychologique..........................62

Questionnement sur les conséquences
d'une mauvaise alimentation...66

**La cuisine
comme terrain de jeu**...**69**

Recettes saines et délicieuses adaptées aux enfants................69

Faire de la cuisine une activité familiale............................71

Le rôle du jeu dans l'adoption
de nouvelles habitudes alimentaires.................................74

Réflexions sur la cuisine
comme espace d'apprentissage.......................................77

**Faire face aux défis
de l'alimentation consciente**..**81**

Les obstacles à une alimentation consciente........................81

Stratégies pour surmonter les défis..................................83

L'importance de la patience et de la persévérance..................86

Questions sur notre résilience face aux défis..................................88

Cultiver une relation positive avec la nourriture..................................91

Comment encourager une attitude positive
envers la nourriture..................................91
L'importance de l'autonomie
dans les choix alimentaires..................................93
Comment gérer
les comportements alimentaires problématiques..................................95
Réflexions sur notre relation personnelle
avec la nourriture..................................98

Vers une culture de la pleine conscience..................................101

La pleine conscience au-delà de l'alimentation..................................101
Encourager la pleine conscience dans l'éducation..................................103
L'impact d'une culture de la pleine conscience
sur la société..................................105
Questions sur l'avenir de la pleine conscience dans notre société
..................................107

Conclusion..................................111

Réflexions essentielles..................................115

Introduction

Dans le livre que vous tenez entre vos mains, nous allons nous aventurer dans un voyage fascinant à travers le monde merveilleux de l'alimentation consciente chez les enfants. Mais avant de commencer, laissez-moi vous poser une question : et si nous pouvions transformer chaque repas en une expérience d'apprentissage enrichissante pour nos enfants ? Si, au lieu de batailler pour faire avaler à nos petits une bouchée de brocoli, nous pouvions les éduquer à comprendre et à apprécier la richesse des saveurs et des textures que la nature nous offre ?

Ce livre n'est pas seulement une exploration de la façon dont nous pouvons aider nos enfants à développer une relation saine et joyeuse avec la nourriture. Il s'agit d'une invitation à repenser notre approche de l'alimentation en général, à considérer chaque repas non seulement comme un moyen de nourrir le corps, mais aussi l'esprit.

Trop souvent, nous voyons la nourriture comme une simple source de nutriments, une nécessité quotidienne que nous devons accomplir pour rester en bonne santé. Cependant, la nourriture est bien plus que cela. C'est une source de plaisir, de découverte et d'apprentissage. C'est une façon de se connecter à la nature, à notre culture et à notre famille. C'est, en somme, une partie essentielle de ce que nous sommes en tant qu'êtres humains.

L'alimentation consciente, c'est l'art de manger avec attention, d'être pleinement présent à chaque bouchée, de savourer chaque saveur et de ressentir chaque texture. C'est aussi une façon d'enseigner à nos enfants l'importance de la nourriture dans leur vie, de leur faire comprendre que manger est un acte qui a des conséquences sur leur santé, leur bien-être et leur environnement.

Dans ce livre, nous allons explorer ensemble les différentes façons dont nous pouvons encourager nos enfants à développer une relation saine et positive avec la nourriture. Nous verrons comment la pleine conscience peut transformer l'acte de manger en une expérience enrichissante et éducative. Nous découvrirons comment la cuisine peut devenir un terrain de jeu où les enfants peuvent apprendre, expérimenter et s'amuser. Et nous réfléchirons à la façon dont notre approche de l'alimentation peut influencer la façon dont nos enfants perçoivent la nourriture et la santé.

Ce voyage ne sera pas toujours facile. Il y aura des défis à relever, des obstacles à surmonter. Mais je suis convaincu que les récompenses en valent la peine. Parce qu'au bout du compte, ce que nous voulons tous, en tant que parents, c'est voir nos enfants grandir en bonne santé, heureux et conscients de l'importance de la nourriture dans leur vie.

Alors, êtes-vous prêt à vous embarquer dans cette aventure passionnante ? Avez-vous hâte de découvrir comment vous pouvez aider votre enfant à devenir un véritable petit gourmet, un connaisseur de la nourriture qui comprend et apprécie la richesse et la diversité des saveurs que la nature nous offre ? Si c'est le cas, alors je vous invite à tourner la page et à commencer ce voyage avec moi. A travers les chapitres de ce livre, nous allons découvrir ensemble l'art de l'alimentation consciente. Nous allons explorer des techniques culinaires créatives, des stratégies d'éducation alimentaire efficaces et des conseils pour faire face aux défis que nous pourrions rencontrer en cours de route.

Je vous propose de vous ouvrir à une nouvelle façon de penser l'alimentation, une approche qui met l'accent sur la qualité plutôt que sur la quantité, sur la conscience plutôt que sur la vitesse, sur le plaisir plutôt que sur l'obligation. Une approche qui peut transformer la relation de votre enfant avec la nourriture et l'aider à développer des habitudes alimentaires saines qui lui seront bénéfiques tout au long de sa vie.

Il est temps de commencer ce voyage. Il est temps de découvrir le monde merveilleux de l'alimentation consciente. Et surtout, il est temps d'aider notre enfant à devenir un véritable petit gourmet, un amoureux de la nourriture qui comprend et apprécie la richesse et la diversité des saveurs que la nature nous offre.

Alors, prenez une profonde inspiration, détendez-vous et préparez-vous à commencer cette aventure. Je suis convaincu que vous trouverez ce voyage aussi passionnant et enrichissant que moi. Et j'espère que, à la fin, vous verrez la nourriture, et la façon dont votre enfant s'y rapporte, sous un jour complètement nouveau.

C'est une aventure que nous allons vivre ensemble, avec curiosité, ouverture d'esprit et, bien sûr, une bonne dose de plaisir. Alors, commençons. Notre voyage vers l'alimentation consciente chez les enfants commence maintenant.

La nourriture et l'enfant : une relation complexe

Les besoins nutritionnels spécifiques à chaque âge

Lorsqu'il s'agit de nourrir nos enfants, un aspect fondamental à comprendre est que leurs besoins nutritionnels ne sont pas les mêmes que les nôtres. Ils évoluent constamment avec leur croissance et leur développement, changeant à chaque étape de leur enfance. Chaque âge a ses propres besoins spécifiques, et la compréhension de ces besoins est la première étape pour leur offrir une alimentation saine et équilibrée.

De la naissance à l'âge de trois ans, les enfants traversent une période de croissance rapide et de développement intensif. Pendant ces premières années, une nutrition adéquate est cruciale pour soutenir leur croissance physique et le développement de leur cerveau. Le lait maternel est idéal car il contient tous les nutriments dont un nourrisson a besoin pour grandir et se développer sainement, y compris des vitamines, des minéraux, des protéines et des graisses saines.

Lorsqu'il est temps d'introduire des aliments solides, généralement autour de six mois, les besoins nutritionnels de l'enfant commencent à évoluer. Les bébés ont besoin d'une alimentation riche en fer pour soutenir leur croissance rapide. Les céréales pour bébés enrichies en fer, la viande pure et les légumes à feuilles vertes sont d'excellentes sources de ce minéral.

À mesure que les enfants grandissent et commencent à explorer le monde qui les entoure, leurs besoins nutritionnels continuent de changer. Les tout-petits et les enfants d'âge préscolaire ont besoin de beaucoup d'énergie pour jouer et apprendre, mais leurs estomacs sont encore petits. Cela signifie qu'ils ont besoin d'aliments nutritifs et denses en énergie pour les maintenir en forme.

À l'âge scolaire, les enfants commencent à avoir des journées plus longues et plus actives. Ils ont besoin de plus de calories pour soutenir leur croissance et leur activité, mais ces calories doivent provenir de sources saines. Les protéines pour la croissance musculaire, les glucides complexes pour l'énergie et les graisses saines pour le développement du cerveau sont tous essentiels.

L'adolescence est une autre période de croissance rapide, avec des besoins nutritionnels qui peuvent sembler écrasants. Les adolescents ont besoin de plus de calories et de nutriments que jamais pour soutenir leur croissance rapide, mais ils ont aussi besoin d'apprendre à faire des choix alimentaires sains pour éviter les pièges de l'obésité et des troubles alimentaires.

Comprendre les besoins nutritionnels spécifiques de chaque âge est crucial, mais il ne s'agit que de la première étape. L'éducation à une alimentation saine doit commencer dès le plus jeune âge et se poursuivre tout au long de l'enfance. C'est là que l'alimentation consciente entre en jeu. En apprenant à nos enfants à manger avec conscience, nous pouvons les aider à développer une relation saine avec la nourriture, qui les soutiendra tout au long de leur vie.

Il est important de noter que chaque enfant est unique, et il n'y a pas de "taille unique" pour l'alimentation des enfants. Ce que nous pouvons faire, en tant que parents et éducateurs, c'est fournir à nos enfants les outils et les connaissances dont ils ont besoin pour prendre des décisions alimentaires saines. Et cela commence par comprendre leurs besoins nutritionnels à chaque étape de leur croissance.

Les habitudes alimentaires : l'impact de la culture et de la société

La relation qu'un enfant entretient avec la nourriture ne se forme pas en vase clos. C'est une toile complexe tissée par une multitude de facteurs, parmi lesquels la culture et la société jouent un rôle central. Les traditions familiales, les coutumes culturelles, les influences des médias et les tendances sociales contemporaines façonnent toutes la manière dont un enfant perçoit et interagit avec la nourriture.

Pensez à votre propre enfance et aux repas que vous aviez l'habitude de partager avec votre famille. Ces moments ont probablement eu un impact significatif sur vos préférences alimentaires, vos habitudes de consommation et même vos attitudes envers la nourriture. C'est parce que les habitudes alimentaires ne sont pas simplement une question de biologie ou de nutrition, elles sont aussi une expression de notre identité culturelle et sociale.

Dans certaines cultures, par exemple, les repas sont des événements sociaux importants qui rassemblent la famille et la communauté. Dans ces contextes, la nourriture n'est pas seulement un carburant pour le corps, mais aussi un moyen de se connecter aux autres et de célébrer la vie. Dans d'autres cultures, la nourriture peut être utilisée pour marquer des occasions spéciales ou des rites de passage, ce qui donne aux aliments une signification symbolique profonde.

Les habitudes alimentaires sont également influencées par la société contemporaine et ses tendances. Dans de nombreux pays occidentaux, par exemple, la vie trépidante et le manque de temps peuvent favoriser la consommation de repas préparés et de restauration rapide. Cela peut entraîner une alimentation déséquilibrée, riche en graisses, en sucre et en sel, et pauvre en fruits, légumes et autres aliments entiers.

Par ailleurs, l'exposition aux médias peut également influencer les habitudes alimentaires des enfants. Les publicités de produits alimentaires, les émissions de télévision et les films peuvent façonner les perceptions des enfants sur ce qui est considéré comme un aliment "normal" ou "acceptable".

Mais il est important de se rappeler que, bien que la culture et la société puissent avoir une influence importante, elles ne sont pas les seuls déterminants des habitudes alimentaires de nos enfants. En tant que parents et éducateurs, nous avons un rôle crucial à jouer pour aider nos enfants à naviguer dans ces influences et à développer une relation saine avec la nourriture.

La perception de l'alimentation chez l'enfant

La perception de l'alimentation chez l'enfant est une construction complexe, influencée par une myriade de facteurs, biologiques, psychologiques, sociaux et culturels. C'est à travers ce prisme multifacette que les enfants découvrent, interprètent et intériorisent leurs expériences alimentaires.

Pour un nouveau-né, l'alimentation est instinctive et centrée sur les besoins de base. Il ne comprend pas encore le concept de nourriture, mais il sait qu'il a besoin de manger pour apaiser sa faim. Cette perception primitive de la nourriture se développe progressivement à mesure que l'enfant grandit et fait de nouvelles expériences alimentaires.

À l'âge de la petite enfance, les enfants commencent à explorer le monde avec leurs sens, et la nourriture joue un rôle majeur dans cette exploration sensorielle. Ils découvrent les textures, les odeurs, les goûts et les couleurs des aliments. Cette phase d'exploration est cruciale pour développer leur acceptation des aliments et leur palette de goûts.

Au fur et à mesure qu'ils grandissent, les enfants commencent à comprendre que la nourriture n'est pas seulement une source de plaisir sensoriel ou un moyen d'apaiser la faim, mais aussi un élément essentiel de la santé et du bien-être. Ils commencent à apprendre des concepts tels que "sain" et "malsain", et à comprendre que certains aliments sont meilleurs pour leur corps que d'autres.

Cependant, la perception de l'alimentation chez l'enfant peut également être façonnée par des facteurs externes, tels que les attitudes et les comportements de leurs parents et de leurs pairs, ainsi que par les messages véhiculés par les médias et la société en général. Par exemple, si un enfant est constamment exposé à des messages positifs sur les fruits et légumes et voit ses parents et ses amis en manger régulièrement, il est plus susceptible de développer une perception positive de ces aliments.

Inversement, si un enfant est exposé à des publicités pour des aliments riches en sucre et en graisses, ou si ses amis et sa famille ont des habitudes alimentaires malsaines, cela peut influencer sa perception de ces aliments et le pousser à faire des choix alimentaires similaires.

Il est donc crucial d'être conscient de la manière dont nous, en tant que parents, éducateurs et membres de la société, influençons la perception de l'alimentation chez les enfants. Nous avons la responsabilité de leur fournir des informations précises et équilibrées sur la nourriture, de leur montrer l'exemple en matière de saines habitudes alimentaires, et de les aider à développer une relation saine et positive avec la nourriture.

L'alimentation consciente n'est pas seulement une question de ce que nous mangeons, mais aussi de comment, pourquoi et quand nous mangeons. Elle nous invite à ralentir, à prêter attention à nos sens et à nos sentiments, à reconnaître et à respecter nos signaux de faim et de satiété, et à savourer chaque bouchée.

Dans le contexte de l'alimentation chez les enfants, la pleine conscience peut aider les enfants à développer une relation saine et positive avec la nourriture. Elle peut les aider à apprécier la nourriture pour ce qu'elle est, un cadeau précieux qui nourrit notre corps et notre esprit, une source de plaisir et de joie, un lien avec la nature et notre culture, et une opportunité de partage et de connexion avec les autres.

En fin de compte, notre objectif est d'aider les enfants à devenir non seulement des mangeurs sains, mais aussi des mangeurs conscients, des individus qui savent écouter et respecter leur corps, qui apprécient la nourriture dans toute sa diversité et sa richesse, et qui sont capables de faire des choix alimentaires éclairés et responsables.

Questionnement
sur les habitudes alimentaires actuelles

Dans notre monde moderne, où la nourriture est abondante, les choix sont infinis et la tentation est partout, il est devenu de plus en plus difficile pour les enfants (et les adultes) de maintenir des habitudes alimentaires saines et équilibrées. Les repas préemballés, les fast-foods, les boissons sucrées et les snacks ultra-transformés sont devenus la norme plutôt que l'exception. Mais qu'est-ce que cela signifie pour la santé de nos enfants ? Et que pouvons-nous faire pour inverser cette tendance ?

Il n'est pas surprenant que l'augmentation de la consommation d'aliments ultra-transformés ait coïncidé avec une augmentation des problèmes de santé liés à l'alimentation chez les enfants, comme l'obésité, le diabète de type 2 et les maladies cardiaques. Mais les effets néfastes d'une mauvaise alimentation ne se limitent pas à la santé physique. Des recherches ont montré que les habitudes alimentaires peuvent également affecter la santé mentale et émotionnelle des enfants, leur capacité à apprendre et à se concentrer, et même leur estime de soi et leur bien-être général.

Alors, comment en sommes-nous arrivés là ? Pourquoi est-il si difficile pour nos enfants de manger sainement dans notre monde moderne ? La réponse à ces questions est complexe et multifactorielle, impliquant une combinaison d'influences sociétales, environnementales, culturelles et individuelles. Mais une chose est claire : si nous voulons changer les habitudes alimentaires de nos enfants, nous devons d'abord comprendre les forces qui les façonnent.

L'une des principales barrières à une alimentation saine pour les enfants est l'environnement alimentaire dans lequel ils grandissent. Dans de nombreuses sociétés, l'accessibilité, la disponibilité et la promotion des aliments malsains surpassent largement celles des aliments sains. Les publicités pour les aliments riches en sucre, en sel et en graisses saturées sont omniprésentes, ciblant spécifiquement les enfants avec des personnages de dessins animés et des jeux attrayants.

Une autre barrière est le manque d'éducation et de sensibilisation à la nutrition. Beaucoup d'enfants (et d'adultes) n'ont pas une compréhension claire de ce qu'est une alimentation saine et pourquoi c'est important. Ils ne savent pas comment lire les étiquettes des aliments, choisir des aliments sains ou préparer des repas équilibrés.

Finalement, les attitudes et les croyances envers la nourriture jouent également un rôle crucial. Beaucoup d'enfants grandissent avec l'idée que les aliments sains sont ennuyeux, fades ou punitifs, tandis que les aliments malsains sont récompensants, savoureux et amusants. Ces croyances peuvent être difficiles à changer, mais elles ne sont pas immuables.

La pleine conscience, un outil puissant

Introduction à la pleine conscience

La pleine conscience, une pratique ancienne qui trouve ses racines dans le bouddhisme, a récemment gagné en popularité dans le monde occidental en raison de ses nombreux bienfaits prouvés pour la santé mentale et physique. Mais qu'est-ce que la pleine conscience exactement ? Et comment peut-elle aider nos enfants à développer une relation plus saine et plus équilibrée avec la nourriture ?

La pleine conscience, simplement définie, est l'acte d'être complètement présent et engagé dans l'expérience du moment présent, sans jugement ni distraction. C'est l'art de prêter une attention délibérée à nos pensées, nos sentiments, nos sensations corporelles, et notre environnement, et de les accueillir tels qu'ils sont, sans essayer de les changer, de les éviter, ou de s'y accrocher.

La pleine conscience n'est pas quelque chose que nous devons "faire" ou "atteindre". C'est plutôt une façon d'être, une qualité de l'esprit que nous pouvons cultiver et approfondir à travers la pratique. Et le plus beau, c'est que la pleine conscience est une capacité innée que nous possédons tous, même nos enfants.

Lorsqu'elle est appliquée à l'alimentation, la pleine conscience nous invite à ralentir, à nous déconnecter de nos distractions quotidiennes, et à nous reconnecter avec notre expérience alimentaire, les couleurs, les textures, les arômes, les saveurs, et même les sons de notre nourriture. Elle nous invite à prêter attention à notre faim et à notre satiété, à nos envies et à nos réactions émotionnelles, et à notre interaction avec la nourriture.

Mais la pleine conscience n'est pas seulement une question de "manger en pleine conscience". C'est aussi une question de "vivre en pleine conscience". C'est à propos de la façon dont nous choisissons notre nourriture, comment nous la préparons, comment nous la servons, comment nous en parlons, et comment nous respectons et apprécions la nourriture comme une source précieuse de nourriture et de plaisir.

Enseigner la pleine conscience à nos enfants peut les aider à développer une relation plus saine et plus équilibrée avec la nourriture. Elle peut les aider à apprécier la nourriture pour ce qu'elle est, un don précieux qui nourrit notre corps et notre esprit, une source de plaisir et de joie, un lien avec la nature et notre culture, et une opportunité de partage et de connexion avec les autres.

Mais comment pouvons-nous enseigner la pleine conscience à nos enfants ? Comment pouvons-nous leur montrer comment ralentir, prêter attention, et apprécier pleinement leur expérience alimentaire ? Et comment pouvons-nous le faire d'une manière qui soit amusante, engageante, et adaptée à leur âge et à leur développement ?

Dans les prochaines sections de ce chapitre, nous explorerons ces questions et partagerons des stratégies et des techniques pratiques pour intégrer la pleine conscience dans l'alimentation de nos enfants. Mais avant de plonger dans le "comment", prenons un moment pour réfléchir au "pourquoi". Pourquoi est-il important d'enseigner la pleine conscience à nos enfants ? Et pourquoi la pleine conscience est-elle particulièrement pertinente pour l'alimentation ?

Dans notre monde moderne, où la vie est souvent stressante, agitée et pleine de distractions, la pleine conscience peut être un refuge, un moyen pour nos enfants de se reconnecter avec eux-mêmes et avec leur expérience directe, et de trouver un sens de la calme, de l'équilibre et de la joie. La pleine conscience peut également être un outil puissant pour aider nos enfants à naviguer dans les défis et les pressions de la vie, à développer la résilience et l'empathie, et à cultiver une attitude d'ouverture, de curiosité et de bienveillance envers eux-mêmes et les autres.

Et lorsqu'il s'agit d'alimentation, la pleine conscience peut être une antidote à la surconsommation, à l'alimentation émotionnelle, et à la culpabilité et à l'anxiété alimentaires qui sont si courantes dans notre culture. Elle peut aider nos enfants à redécouvrir le plaisir de manger, à apprécier la nourriture dans toute sa richesse et sa diversité, et à honorer leur corps et leurs besoins avec soin et respect.

En fin de compte, enseigner la pleine conscience à nos enfants est une façon de leur offrir un cadeau précieux, un cadeau qui peut enrichir leur vie, améliorer leur bien-être, et les aider à tisser une relation plus saine et plus harmonieuse avec la nourriture, avec eux-mêmes et avec le monde. Un cadeau qui, nous l'espérons, les accompagnera tout au long de leur vie.

L'impact de la pleine conscience
sur le comportement alimentaire

Peut-être vous demandez-vous, qu'est-ce que la pleine conscience a à voir avec l'alimentation ? Comment une pratique si subtile et introspective peut-elle avoir un impact significatif sur quelque chose d'aussi concret et tangible que le comportement alimentaire ? La réponse réside dans le pouvoir extraordinaire de la pleine conscience à transformer notre relation avec nos expériences, y compris notre expérience alimentaire.

Premièrement, la pleine conscience nous aide à ralentir. Dans notre monde moderne trépidant, nous avons souvent tendance à manger "en pilote automatique", sans vraiment prêter attention à ce que nous mangeons, à pourquoi nous mangeons, ou à comment nous nous sentons pendant et après que nous avons mangé. Nous pouvons manger trop vite, trop, ou sans vraiment savourer notre nourriture. Nous pouvons manger pour calmer notre stress, notre ennui, ou nos émotions, plutôt que pour nourrir notre corps. Nous pouvons manger sans égard pour la faim ou la satiété, ou pour la qualité ou la provenance de notre nourriture.

La pleine conscience, en revanche, nous invite à ralentir et à prêter une attention délibérée à notre expérience alimentaire. Elle nous invite à savourer chaque bouchée, à écouter nos signaux internes de faim et de satiété, et à choisir notre nourriture avec soin et respect. En faisant cela, nous pouvons commencer à défaire les habitudes alimentaires malsaines et à créer de nouvelles habitudes qui soutiennent notre santé et notre bien-être.

Deuxièmement, la pleine conscience nous aide à développer une plus grande conscience de nos réactions émotionnelles et mentales à la nourriture. Nous avons tous des "déclencheurs" alimentaires, des émotions, des pensées, des situations, ou des souvenirs qui nous poussent à manger même lorsque nous ne sommes pas réellement affamés. Ces déclencheurs peuvent être subtils et souvent inconscients, et ils peuvent nous conduire à des schémas d'alimentation compulsive, émotionnelle, ou désordonnée.

La pleine conscience nous permet de reconnaître ces déclencheurs et de les accueillir avec une attitude de curiosité et de bienveillance, plutôt que de jugement ou de résistance. Elle nous donne l'espace pour explorer nos réactions, pour comprendre leurs origines, et pour trouver des moyens plus sains et plus constructifs de répondre à nos émotions et à nos pensées.

Troisièmement, la pleine conscience nous aide à cultiver une attitude plus positive et respectueuse envers notre corps et notre alimentation. Dans notre culture, il est courant de voir la nourriture et le corps comme des ennemis à combattre, plutôt que comme des amis à chérir. Nous pouvons nous sentir coupables ou honteux de manger certains aliments, ou de ne pas avoir un "corps parfait". Nous pouvons nous priver ou nous punir avec la nourriture, ou nous attacher à des régimes restrictifs et insoutenables.

La pleine conscience, en revanche, nous invite à voir la nourriture comme un moyen de prendre soin de nous-mêmes et de notre corps. Elle nous invite à apprécier notre corps tel qu'il est, avec ses forces et ses limites, et à le nourrir avec gentillesse et respect. Elle nous invite à reconnaître la beauté et la valeur de tous les aliments, sans jugement ou stigmatisation, et à chercher un équilibre et une modération plutôt qu'une perfection inatteignable.

En cultivant cette attitude de bienveillance et de respect, nous pouvons commencer à guérir notre relation avec la nourriture et le corps. Nous pouvons commencer à nous libérer de la culpabilité, de la honte et de la peur qui entourent souvent l'alimentation. Et nous pouvons commencer à découvrir le véritable plaisir et la joie d'alimenter notre corps de manière consciente et aimante.

Enfin, il est important de noter que la pleine conscience n'est pas une solution miracle ou un remède rapide. Elle exige de la patience, de la pratique et de la persévérance. Elle exige une volonté d'explorer et de questionner nos habitudes, nos croyances et nos réactions. Et elle exige une ouverture à l'incertitude, à l'ambiguïté et au changement. Elle peut nous aider à vivre plus pleinement, plus librement et plus authentiquement. Et elle peut nous aider à tisser une relation plus saine, plus aimante et plus consciente avec la nourriture, avec notre corps, et avec nous-mêmes.

L'application de la pleine conscience dans l'alimentation des enfants

Appliquer la pleine conscience à l'alimentation des enfants peut sembler une tâche intimidante. Les enfants sont naturellement pleins d'énergie et de curiosité, et leur attention peut être volatile. Cependant, c'est précisément cette énergie et cette curiosité qui peuvent faire de la pleine conscience une expérience enrichissante et transformante pour eux. Alors, comment procéder ?

Pour commencer, il est important de comprendre que la pleine conscience n'est pas une technique ou une stratégie à "imposer" aux enfants. Au contraire, c'est une invitation à explorer et à expérimenter avec eux, dans un esprit de jeu et de découverte. C'est une occasion de partager avec eux un moment de calme, de présence et d'attention, au milieu de l'agitation de la vie quotidienne. C'est une occasion de les aider à développer une relation plus saine, plus consciente et plus joyeuse avec leur nourriture.

Une façon simple d'introduire la pleine conscience dans l'alimentation des enfants est de leur apprendre à prêter attention à leurs sens. Par exemple, vous pouvez les encourager à observer la couleur, la forme et la texture de leurs aliments, à sentir leur arôme, à écouter le son qu'ils font quand ils sont croqués, et bien sûr, à savourer leur goût. Vous pouvez leur poser des questions pour stimuler leur curiosité et leur imagination : "À quoi ressemble cette carotte ? Quelle est sa couleur ? Comment se sent-elle dans ta main ? Comment sent-elle ? Quel bruit fait-elle quand tu la croques ? Comment goûte-t-elle ?"

Un autre aspect important de la pleine conscience est l'écoute de son corps. Vous pouvez aider vos enfants à prendre conscience de leurs signaux internes de faim et de satiété, et à respecter ces signaux dans leur alimentation. Vous pouvez leur expliquer que manger n'est pas seulement une question de remplir leur estomac, mais aussi de nourrir leur corps et leur esprit. Vous pouvez leur montrer comment manger lentement et délibérément, en prenant le temps de savourer chaque bouchée, plutôt que de se précipiter pour finir leur assiette.

La pleine conscience peut aussi être un outil précieux pour aider les enfants à gérer leurs émotions autour de la nourriture. Les enfants, comme les adultes, peuvent utiliser la nourriture pour faire face à leurs émotions, que ce soit la joie, la tristesse, l'ennui, l'anxiété, la colère, ou autre. En les aidant à identifier et à comprendre leurs émotions, et en leur offrant des stratégies pour les gérer de manière saine et constructive, vous pouvez les aider à développer une relation plus équilibrée et consciente avec la nourriture.

Enfin, il est essentiel de modeler la pleine conscience dans votre propre comportement alimentaire. Les enfants apprennent par imitation, et ils sont particulièrement sensibles à l'attitude et au comportement de leurs parents et de leurs tuteurs. Si vous mangez de manière consciente, si vous appréciez et respectez votre nourriture, si vous écoutez et respectez votre corps, vos enfants seront plus enclins à faire de même. Montrez-leur que manger n'est pas une corvée ou une lutte, mais une expérience agréable et enrichissante, une occasion de se nourrir et de se soigner.

Par-dessus tout, rappelez-vous que la pleine conscience est un voyage, pas une destination. Il n'est pas nécessaire d'être parfait, et il est normal de rencontrer des défis et des obstacles en cours de route. L'important est de rester ouvert, curieux et bienveillant, et de continuer à explorer et à expérimenter.

À travers la pleine conscience, vous pouvez aider vos enfants à développer une relation plus saine, plus joyeuse et plus consciente avec leur nourriture. Vous pouvez les aider à découvrir le plaisir de manger, à respecter leur corps, à gérer leurs émotions, et à vivre plus pleinement et plus consciemment.

Quelle serait la réaction de votre enfant si vous lui proposiez de décrire le goût d'une pomme, sans le distraire par une quelconque activité ? Pensez-vous que votre enfant est capable d'écouter son corps et de déterminer quand il a assez mangé ? Comment pouvez-vous intégrer la pleine conscience dans votre routine alimentaire quotidienne ? Ce sont les questions que nous devons nous poser, et c'est le défi que nous devons relever.

Réflexions sur l'importance
de la pleine conscience

À ce stade, nous avons exploré ce qu'est la pleine conscience, comment elle influence notre comportement alimentaire, et comment l'appliquer concrètement à l'alimentation de nos enfants. Mais pourquoi tout cela est-il si important ? Pourquoi devrions-nous nous soucier de la pleine conscience, en particulier en ce qui concerne l'alimentation de nos enfants ?

Il y a plusieurs raisons pour lesquelles la pleine conscience est d'une importance cruciale, et toutes sont liées à l'objectif ultime de cet ouvrage : aider nos enfants à développer une relation saine et équilibrée avec la nourriture, qui leur servira tout au long de leur vie.

La pleine conscience nous aide à prendre conscience de nos habitudes alimentaires, et à reconnaître si elles sont saines ou non. Sans cette prise de conscience, il est difficile de changer ces habitudes. Combien de fois mangeons-nous sans vraiment prêter attention à ce que nous faisons, par habitude ou par automatisme ? Combien de fois donnons-nous à nos enfants quelque chose à manger pour les calmer, sans réfléchir à ce que cela signifie pour leur relation avec la nourriture ? La pleine conscience nous met face à ces habitudes, nous permettant de les voir clairement et de prendre des décisions plus éclairées.

La pleine conscience favorise une alimentation plus saine. En prêtant attention à ce que nous mangeons, comment nous le mangeons et pourquoi nous le mangeons, nous sommes plus susceptibles de faire des choix alimentaires sains. Nous sommes plus susceptibles de savourer nos aliments, de manger lentement, et d'arrêter de manger quand nous sommes rassasiés. Nous sommes moins susceptibles de manger par ennui, par stress, ou par émotion. Nous sommes plus susceptibles de reconnaître et d'apprécier la valeur nutritive des aliments, et d'enseigner ces leçons à nos enfants.

La pleine conscience nous permet de vivre l'expérience de manger de manière plus enrichissante. Manger n'est pas seulement une question de nutrition ; c'est aussi une question de plaisir, de partage et de connexion. La pleine conscience nous invite à apprécier ces aspects de l'expérience alimentaire, à célébrer la nourriture et tout ce qu'elle apporte à nos vies. Elle nous invite à partager ces moments avec nos enfants, à leur montrer comment la nourriture peut être une source de joie et de satisfaction.

La pleine conscience nous aide à éduquer nos enfants sur l'alimentation d'une manière respectueuse et bienveillante. Elle nous invite à guider plutôt qu'à contrôler, à encourager plutôt qu'à forcer, à comprendre plutôt qu'à juger. Elle nous invite à respecter l'autonomie de nos enfants, leur capacité à apprendre et à grandir, et leur droit à une relation saine et positive avec la nourriture.

En somme, la pleine conscience est bien plus qu'un simple outil ou une technique. C'est une philosophie, une façon d'être et de vivre. C'est un cadeau que nous pouvons offrir à nos enfants, un héritage précieux qui les aidera à naviguer dans le monde complexe et parfois déroutant de l'alimentation. C'est une invitation à ralentir, à être présent, à apprécier et à savourer. C'est une invitation à éduquer, à guider, à comprendre et à respecter. C'est une invitation à vivre pleinement, consciemment, et avec amour.

L'importance de la pleine conscience ne réside pas seulement dans son impact sur notre santé physique, mais aussi dans sa capacité à enrichir notre vie émotionnelle et spirituelle. Elle nous offre une perspective nouvelle et éclairante sur nous-mêmes, sur nos enfants, et sur le monde qui nous entoure. Elle nous permet de voir la beauté, la complexité, et la richesse de l'expérience alimentaire. Elle nous permet de voir la nourriture non pas comme une source de conflit ou de stress, mais comme une opportunité de croissance, d'apprentissage, et de joie.

En incorporant la pleine conscience dans notre approche de l'alimentation, nous pouvons aider nos enfants à développer une relation saine et équilibrée avec la nourriture. Nous pouvons les aider à voir la nourriture non pas comme un ennemi à combattre, mais comme un ami à respecter et à apprécier. Nous pouvons les aider à comprendre que manger est une expérience qui va bien au-delà de la simple satiété, une expérience qui implique leur corps, leur esprit, et leur cœur.

Ainsi, la pleine conscience peut transformer l'acte de manger en une occasion d'épanouissement, de découverte, et d'expression de soi. Elle peut nous aider à créer un environnement où nos enfants peuvent grandir et s'épanouir, physiquement, émotionnellement, et spirituellement.

Mais tout cela ne peut se réaliser que si nous prenons le temps de réfléchir, de nous interroger, et d'agir. Quelles sont vos habitudes alimentaires ? Comment peuvent-elles être influencées par la pleine conscience ? Comment pouvez-vous intégrer la pleine conscience dans l'alimentation de vos enfants ? Quelle importance accordez-vous à la pleine conscience dans votre vie ? Ce sont les questions qui nous guideront tout au long de ce voyage, et c'est à vous de trouver les réponses.

Nous avons commencé ce chapitre en nous demandant : Pourquoi la pleine conscience ? Nous terminons en nous disant : Pourquoi pas ? Pourquoi pas essayer quelque chose de différent, quelque chose de nouveau, quelque chose de contre-intuitif ? Pourquoi pas prendre le temps de ralentir, de savourer, et d'apprécier ? Pourquoi pas enseigner à nos enfants l'importance d'une alimentation saine et consciente ?

L'art de présenter
les aliments sains

Techniques culinaires
pour rendre les aliments sains attrayants

L'art de la cuisine est une toile sur laquelle la créativité et la nutrition se rencontrent. Pour les enfants, une assiette de nourriture peut être bien plus qu'un simple repas ; c'est une aventure, une histoire à déguster. Dans cette partie, nous explorons les techniques culinaires qui peuvent rendre les aliments sains attrayants pour les enfants, et comment ces techniques peuvent aider à façonner une relation positive avec la nourriture.

La première technique est la "Cuisine de Couleurs". Les couleurs vives et diversifiées captivent l'imagination des enfants. Imaginez un arc-en-ciel d'aliments sains, tomates rouges, carottes oranges, maïs jaune, brocoli vert, bleuets bleus, et raisins violets. Chaque couleur représente une variété de nutriments, donc une assiette colorée est non seulement attrayante, mais aussi nutritive. Faites participer vos enfants à la préparation du repas, laissez-les choisir les couleurs qu'ils veulent dans leur assiette. Ainsi, ils seront enthousiastes à l'idée de manger ce qu'ils ont contribué à préparer.

Ensuite, il y a l'art de la "Mise en Scène". Les enfants adorent les histoires. Présentez les aliments de manière ludique, faites un visage souriant avec des tranches de concombre et des tomates cerises, ou faites un paysage avec des légumes verts et des pommes de terre. La nourriture devient alors un récit, une aventure à découvrir. Encouragez vos enfants à créer leurs propres scénarios alimentaires, à devenir des conteurs à travers leur nourriture.

Puis vient la "Cuisine Fusion". Les enfants sont naturellement curieux. Mélangez des aliments familiers avec de nouveaux ingrédients sains. Par exemple, ajoutez des légumes à leur pizza préférée, ou incorporez des fruits dans leur dessert habituel. Cette fusion de l'ancien et du nouveau peut stimuler leur curiosité et leur faire découvrir de nouvelles saveurs.

La "Cuisine Interactive" est une autre technique efficace. Impliquez vos enfants dans la préparation des repas. Laissez-les toucher, sentir, et goûter les ingrédients. Cette interaction sensorielle peut renforcer leur intérêt pour les aliments sains. De plus, lorsqu'ils participent activement à la préparation des repas, ils sont plus susceptibles de savourer le fruit de leur travail.

Enfin, la "Cuisine de Saisons" consiste à utiliser des ingrédients frais et de saison. Les produits de saison sont souvent plus savoureux et plus nutritifs. De plus, ils permettent d'introduire une variété d'aliments tout au long de l'année. Prenez le temps d'expliquer à vos enfants comment les saisons influencent la disponibilité des aliments et leur lien avec la nature.

Il est important de noter que ces techniques ne sont pas des règles strictes, mais des suggestions. Chaque enfant est unique et il est essentiel de respecter leurs préférences et leur rythme. La clé est de créer une atmosphère de plaisir, de curiosité et de respect autour de l'alimentation. Après tout, l'objectif est aussi d'éveiller leur esprit et de cultiver un amour pour une alimentation saine.

Ainsi, ces techniques culinaires servent de passerelle vers une relation plus saine et plus consciente avec la nourriture. Il ne s'agit pas simplement de "camoufler" les légumes ou de faire des compromis sur la nutrition. Il s'agit de montrer à nos enfants la beauté et la diversité des aliments sains, de les inviter à explorer avec leurs sens, et de leur permettre de participer activement à leur propre alimentation.

Cependant, une question reste en suspens. Ces techniques fonctionnent-elles vraiment ? Qu'en disent les recherches et les expériences de terrain ? Et comment les parents et les éducateurs peuvent-ils les intégrer dans leur routine quotidienne ? Nous explorerons ces questions dans les sections suivantes.

Pour l'instant, je vous invite à réfléchir : Quelles techniques avez-vous déjà utilisées ? Lesquelles aimeriez-vous essayer ? Comment pouvez-vous adapter ces techniques à votre propre contexte familial et culturel ? Comment pouvez-vous impliquer vos enfants dans cette aventure culinaire ?

En fin de compte, n'oubliez pas que chaque repas est une occasion d'apprendre, de grandir et de se connecter. À travers la nourriture, nous partageons non seulement des nutriments, mais aussi des histoires, des traditions, des valeurs et des amours. Et cela, mes amis, est le véritable art de la cuisine.

Implication des enfants
dans la préparation des repas

L'implication des enfants dans la préparation des repas est une stratégie précieuse pour favoriser une alimentation saine et consciente. Elle peut sembler simple, voire banale, mais elle a un impact significatif sur la façon dont les enfants perçoivent la nourriture, développent leurs compétences culinaires et construisent leur autonomie. Dans cette partie, nous allons explorer comment et pourquoi nous devrions encourager nos enfants à se mettre aux fourneaux.

Tout d'abord, permettez-moi de partager une anecdote personnelle. Lorsque j'étais enfant, ma mère avait l'habitude de me faire participer à la préparation des repas. Je me souviens clairement de la sensation du pétrissage de la pâte à pain, de l'odeur de l'oignon qui se faisait revenir dans la poêle, de la joie de voir le gâteau que j'avais aidé à préparer gonfler dans le four. Ces expériences m'ont non seulement aidé à développer un amour pour la cuisine, mais m'ont aussi enseigné la valeur de la patience, de la créativité et du travail d'équipe.

L'implication des enfants dans la préparation des repas présente de nombreux avantages. D'une part, elle favorise une meilleure appréciation des aliments. Lorsqu'ils sont actifs dans la cuisine, les enfants sont plus susceptibles de goûter et de manger une plus grande variété d'aliments, y compris ceux qu'ils ont tendance à éviter, comme les légumes. C'est parce que la cuisine transforme la nourriture en une expérience interactive et engageante.

D'autre part, la cuisine offre une occasion d'apprentissage pratique. Elle aide les enfants à développer des compétences essentielles, telles que la lecture (des recettes), la mesure (des ingrédients), la coordination œil-main (en découpant, en mélangeant), sans oublier les compétences de planification et de gestion du temps. De plus, elle leur enseigne des concepts tels que la chimie (par exemple, comment le bicarbonate de soude fait lever une pâte) et la géographie (par exemple, d'où viennent les différents ingrédients).

En outre, la cuisine est une activité qui favorise la créativité. Elle offre un espace où les enfants peuvent expérimenter, créer et exprimer leur personnalité. Chaque plat qu'ils préparent est une œuvre d'art unique, une expression de leur imagination et de leur créativité.

Enfin, la cuisine est une occasion de renforcer les liens familiaux. Préparer un repas ensemble est une activité qui favorise la communication, la coopération et le partage. C'est un moment privilégié où les parents et les enfants peuvent rire, apprendre et créer des souvenirs précieux ensemble.

Cependant, il est important de noter que l'implication des enfants dans la préparation des repas doit être appropriée à leur âge et à leur développement. Pour les jeunes enfants, cela peut signifier simplement laver les légumes ou mélanger les ingrédients. Pour les enfants plus âgés, cela peut inclure des tâches plus complexes comme éplucher, hacher, ou même cuisiner un plat entier sous supervision. Le but n'est pas de les surcharger avec des tâches complexes, mais de leur offrir des opportunités d'apprentissage appropriées à leur niveau de développement.

Cela dit, il est également crucial de créer un environnement sûr et accueillant. Assurez-vous que les outils et les équipements de cuisine sont sûrs pour les enfants. Expliquez-leur les règles de sécurité de base, comme ne pas toucher les casseroles chaudes ou utiliser des couteaux sans surveillance. Et surtout, faites preuve de patience et d'encouragement. Les déversements, les erreurs et les expériences culinaires ratées font partie du processus d'apprentissage.

Impliquer les enfants dans la préparation des repas est une stratégie puissante pour favoriser une alimentation saine et consciente. C'est une activité qui transforme la nourriture en une expérience interactive, engageante et éducative. C'est une occasion d'enseigner des compétences essentielles, de favoriser la créativité, de renforcer les liens familiaux et d'encourager l'autonomie.

Je vous invite à réfléchir : Comment pouvez-vous impliquer vos enfants dans la préparation des repas ? Quels types de tâches peuvent-ils effectuer en fonction de leur âge et de leur développement ? Comment pouvez-vous créer un environnement de cuisine sûr et accueillant ? Quelles sont les opportunités d'apprentissage que vous pouvez intégrer dans ce processus ?

En fin de compte, rappelez-vous que chaque repas que vous préparez ensemble est plus qu'une simple nourriture. C'est une expression d'amour, un moment de connexion, une leçon de vie. Et c'est ce qui rend l'art de la cuisine vraiment magique.

L'art de la présentation :
rendre les aliments sains "amusants"

L'art de la présentation joue un rôle crucial dans notre perception de la nourriture. Pour les enfants, en particulier, la présentation peut transformer une assiette de légumes en une aventure culinaire passionnante. Dans cette partie, nous allons explorer comment rendre les aliments sains "amusants" à travers l'art de la présentation.

Peut-être avez-vous déjà entendu l'expression "nous mangeons d'abord avec nos yeux". C'est une affirmation qui souligne l'importance de l'apparence visuelle de la nourriture dans notre appréciation de celle-ci. Pour les enfants, cette affirmation est particulièrement vraie. En effet, les enfants sont naturellement attirés par les aliments colorés, les formes intéressantes et les présentations créatives. Par conséquent, l'un des moyens les plus efficaces de les encourager à manger des aliments sains est de rendre ces aliments visuellement attrayants.

Il y a plusieurs façons de le faire. L'une des plus simples est d'utiliser une variété de couleurs. Les fruits et légumes viennent dans une gamme de couleurs vives et attrayantes, allant du rouge des tomates au vert des épinards, en passant par le orange des carottes. En présentant une variété de ces aliments sur une assiette, vous pouvez créer une image colorée qui attire l'œil et stimule l'appétit.

Une autre stratégie est de jouer avec les formes. Par exemple, vous pouvez découper des légumes en formes amusantes, comme des étoiles ou des cœurs, ou arranger les aliments sur l'assiette pour créer une image ou une scène.

Vous pouvez également utiliser des emporte-pièces pour donner aux sandwichs ou aux fruits une forme intéressante. L'idée est de transformer la nourriture en une sorte de jeu ou de puzzle, ce qui peut rendre l'expérience de manger plus interactive et divertissante pour les enfants.

En outre, vous pouvez utiliser des accessoires pour améliorer la présentation. Par exemple, vous pouvez utiliser des pailles colorées pour les smoothies, des pics à brochette pour les fruits, ou des tasses amusantes pour les yaourts. Vous pouvez également servir les aliments dans des récipients attrayants, comme des bols en forme d'animaux ou des assiettes à compartiments.

Enfin, n'oubliez pas l'importance de la texture. Les enfants sont souvent attirés par les aliments qui ont une texture intéressante. Par exemple, vous pouvez ajouter du croquant à une salade avec des noix ou des graines, ou donner du moelleux à un plat avec des légumineuses ou du fromage.

En somme, l'art de la présentation est un outil puissant pour encourager les enfants à manger des aliments sains. Il transforme l'acte de manger en une expérience visuelle, tactile et créative. Il stimule leur curiosité, leur créativité et leur envie d'explorer de nouveaux goûts et textures.

Cependant, il est important de noter que l'art de la présentation doit être utilisé avec discernement. L'objectif n'est pas de déguiser ou de cacher les aliments sains, mais de les mettre en valeur. L'idée est de montrer aux enfants que les aliments sains peuvent être tout aussi attrayants et délicieux que les autres types de nourriture.

Il convient également de rappeler que l'objectif n'est pas la perfection. Ne vous préoccupez pas de créer l'assiette parfaite à chaque fois. L'important est de faire preuve de créativité, de s'amuser et d'encourager les enfants à apprécier une variété d'aliments sains.

En effet, lorsque les enfants voient que la nourriture saine peut être amusante et agréable, ils sont plus susceptibles de développer une attitude positive envers elle. Ils commencent à comprendre que manger sainement n'est pas une corvée, mais une expérience agréable et enrichissante.

Alors, je vous invite à réfléchir : Comment pouvez-vous utiliser l'art de la présentation pour rendre les aliments sains plus attrayants pour vos enfants ? Quelles couleurs, formes et textures pouvez-vous intégrer dans vos repas ? Comment pouvez-vous transformer la nourriture en une expérience interactive et divertissante ?

En fin de compte, rappelez-vous que chaque assiette que vous préparez est une toile sur laquelle vous pouvez exprimer votre créativité, votre amour et votre engagement envers la santé de vos enfants. Et c'est ce qui fait de l'art de la présentation une partie essentielle de l'alimentation consciente et saine.

Questions sur la manière dont nous présentons la nourriture aux enfants

Dans notre voyage à travers l'art de la présentation des aliments sains, nous avons exploré de nombreuses façons créatives de rendre ces aliments attrayants et engageants pour nos enfants. Nous avons joué avec des couleurs vives, des formes amusantes, des textures intrigantes et des accessoires attrayants. Cependant, en ce moment d'introspection, il est crucial de prendre du recul et de nous interroger sur la manière dont nous présentons la nourriture à nos enfants.

Nous vivons dans une époque de surabondance alimentaire et de stimulations visuelles constantes. Les publicités alimentaires, en particulier pour les aliments transformés, sont omniprésentes et souvent ciblées sur les enfants. Face à ces sollicitations, comment nos présentations alimentaires se mesurent-elles ? Lorsque nous dressons une assiette de légumes frais, est-ce que cela rivalise avec les emballages brillants et les personnages de dessins animés sur les boîtes de céréales sucrées ?

La question n'est pas seulement d'égaler ces stimuli, mais de trouver des moyens de les surpasser. Comment pouvons-nous faire en sorte que nos enfants trouvent une assiette d'épinards aussi excitante qu'un sac de bonbons colorés ? Comment pouvons-nous créer une expérience alimentaire qui captive l'attention de nos enfants et les encourage à savourer chaque bouchée, à apprécier chaque saveur, texture et couleur ?

Il est également important de se demander comment nos propres attitudes envers la nourriture influencent la manière dont nous la présentons à nos enfants. Si nous considérons certains aliments comme ennuyeux ou indésirables, cela se reflètera-t-il dans la façon dont nous les préparons et les présentons ? D'autre part, si nous avons une passion pour les fruits et légumes frais, si nous apprécions le processus de préparation des aliments, si nous prenons le temps de présenter la nourriture de manière attrayante et créative, cela peut-il aider nos enfants à développer une relation plus positive avec la nourriture saine ?

Et puis, il y a la question de l'implication des enfants. La plupart des enfants aiment jouer, explorer et créer. Pouvoir participer à la préparation des aliments peut être une expérience enrichissante pour eux. Cela leur donne une certaine autonomie, renforce leur confiance en eux et leur permet de comprendre et d'apprécier le processus qui transforme les ingrédients bruts en un repas délicieux. Alors, comment intégrons-nous nos enfants dans la préparation des repas ? Comment pouvons-nous faire de cet acte un jeu, une exploration, une aventure ?

Enfin, nous devons nous demander comment nos présentations alimentaires éduquent nos enfants sur la valeur de la nourriture. Est-ce que nous leur montrons que la nourriture n'est pas seulement une source de nutrition, mais aussi une source de plaisir, de découverte et de créativité ? Est-ce que nous les encourageons à respecter la nourriture, à apprécier le travail qui entre dans sa préparation et à être conscients de l'importance d'une alimentation saine pour leur corps et leur bien-être ?

Il est essentiel de poser ces questions et de réfléchir à ces sujets, car les réponses nous aideront à mieux comprendre comment nous pouvons utiliser l'art de la présentation pour favoriser une relation saine et consciente avec la nourriture chez nos enfants.

En fin de compte, l'objectif de cette introspection n'est pas de nous critiquer ou de nous juger, mais de nous donner les moyens d'améliorer notre approche de l'alimentation de nos enfants. L'alimentation consciente n'est pas une destination, mais un voyage continu d'apprentissage, d'exploration et d'amélioration.

Il est donc important de se rappeler que chaque petit pas que nous faisons pour rendre les aliments sains plus attrayants, chaque instant que nous passons à préparer des repas avec nos enfants, chaque effort que nous faisons pour leur enseigner la valeur de la nourriture, a un impact significatif. Même si ces efforts ne semblent pas toujours porter leurs fruits immédiatement, ils contribuent à façonner la relation que nos enfants entretiennent avec la nourriture et leur santé à long terme.

Alors, en tant que parent, éducateur ou toute personne impliquée dans l'alimentation des enfants, je vous invite à réfléchir à ces questions. Comment présentez-vous la nourriture à vos enfants ? Comment pouvez-vous rendre cette expérience plus consciente, plus engageante et plus enrichissante ? Comment pouvez-vous utiliser l'art de la présentation pour encourager vos enfants à adopter une alimentation saine et à apprécier pleinement leur nourriture ?

Ce sont des questions importantes, et les réponses à ces questions peuvent aider à transformer la manière dont nos enfants perçoivent et apprécient la nourriture. Et cela, à son tour, peut avoir un impact profond sur leur santé et leur bien-être, non seulement dans leur enfance, mais aussi tout au long de leur vie.

L'éducation alimentaire : un enjeu majeur

Comment enseigner aux enfants une alimentation saine

Comprendre comment enseigner à nos enfants une alimentation saine est un défi de taille, mais une mission fondamentale pour leur avenir. C'est un voyage qui commence dès le plus jeune âge et se poursuit tout au long de leur enfance et de leur adolescence. Une éducation alimentaire réussie est une combinaison d'information, de pratique et d'expérimentation.

Tout d'abord, commençons par l'aspect informatif. Les enfants sont naturellement curieux et ont un désir inné d'apprendre. Profitons de cette opportunité pour les informer sur l'importance d'une alimentation saine. Expliquez-leur pourquoi certains aliments sont bons pour eux, comment ils aident à la croissance, à la concentration à l'école et au renforcement de leur système immunitaire. Il est important de le faire de manière ludique et interactive, en utilisant des analogies et des exemples concrets qui sont faciles à comprendre pour un jeune esprit.

Ensuite, passons à l'aspect pratique. Il ne suffit pas de simplement leur dire ce qu'il faut manger, il faut aussi leur montrer comment le faire. La meilleure façon de le faire est de les impliquer dans la préparation des repas. C'est une excellente occasion pour eux d'apprendre par la pratique. Ils peuvent voir, sentir et goûter les aliments frais et sains et comprendre comment ils se transforment en un repas délicieux et nutritif. De plus, le fait de participer à la préparation des repas peut leur donner un sentiment d'accomplissement et rendre le repas plus attrayant pour eux.

Enfin, l'aspect expérimental est tout aussi crucial. Il est important de donner aux enfants la possibilité d'expérimenter avec différents aliments sains. Laissez-les goûter différents types de fruits, de légumes, de céréales et de protéines. Encouragez-les à découvrir de nouvelles saveurs et textures et à trouver leurs préférences. Cela leur permet non seulement de développer leur palais, mais aussi de comprendre que manger sainement peut être une expérience agréable et satisfaisante.

Il est également essentiel de donner l'exemple. Les enfants apprennent beaucoup par observation et imitation. Si vous adoptez une alimentation saine et équilibrée, vous montrez à vos enfants que c'est important et normal de bien manger. Vos actions parlent plus fort que vos paroles, alors assurez-vous que vos propres habitudes alimentaires reflètent les valeurs que vous voulez leur inculquer.

Enfin, souvenez-vous qu'il est important d'adopter une approche positive et non punitive. L'éducation alimentaire ne doit pas être une série de règles strictes et de restrictions, mais plutôt une exploration joyeuse et une célébration de la nourriture saine. Il est important de ne pas stigmatiser certains aliments ou catégories d'aliments, mais plutôt d'enseigner l'équilibre et la modération. Il ne s'agit pas de diète ou de privation, mais de nourrir leur corps et leur esprit de manière saine et consciente.

En fin de compte, enseigner une alimentation saine à nos enfants est l'un des plus grands cadeaux que nous pouvons leur faire. C'est un investissement dans leur santé et leur bien-être futurs, et une compétence qui les servira toute leur vie. Alors, que vous soyez parent, éducateur, tuteur ou un autre acteur majeur dans la vie d'un enfant, prenez ce rôle au sérieux et utilisez toutes les ressources à votre disposition pour rendre l'apprentissage de l'alimentation saine aussi agréable et gratifiant que possible.

Cependant, il est important de noter que chaque enfant est unique, avec ses propres préférences et son propre rythme d'apprentissage. Ce qui fonctionne pour un enfant peut ne pas fonctionner pour un autre. Il est donc essentiel d'être patient et d'adopter une approche flexible et personnalisée. L'éducation alimentaire n'est pas une course, mais un voyage, qui doit être adapté aux besoins et aux capacités individuelles de chaque enfant.

L'éducation alimentaire est un processus qui nécessite de l'information, de la pratique et de l'expérimentation. Il est également important d'être un modèle positif et d'adopter une approche positive et non punitive. Avec un peu de patience et beaucoup d'amour, vous pouvez aider votre enfant à développer une relation saine et positive avec la nourriture, qui sera une base solide pour une vie saine et équilibrée.

La question qui se pose maintenant est : comment pouvons-nous intégrer ces principes d'éducation alimentaire dans notre routine quotidienne ? Comment pouvons-nous rendre l'apprentissage de l'alimentation saine facile et amusant pour nos enfants ?

L'influence des modèles
et des environnements sur les choix alimentaires

Nous sommes tous des produits de notre environnement. Les influences qui nous entourent, qu'il s'agisse de notre famille, de nos amis, de nos enseignants ou de la société en général, ont un impact considérable sur notre comportement, y compris nos habitudes alimentaires. Pour les enfants, ces influences sont encore plus fortes. C'est pourquoi, pour promouvoir une alimentation saine chez les enfants, il est crucial de comprendre et de prendre en compte les effets de ces influences.

Les parents, en particulier, jouent un rôle crucial en tant que modèles de comportement alimentaire. Leurs attitudes et comportements en matière d'alimentation ont un impact direct et significatif sur les habitudes alimentaires de leurs enfants. Si un parent a une relation saine avec la nourriture et fait de l'alimentation saine une priorité, les chances sont grandes que l'enfant développe des habitudes alimentaires similaires. À l'inverse, si un parent a une relation malsaine avec la nourriture, par exemple s'il est obsédé par son poids ou s'il a des habitudes alimentaires désordonnées, cela peut avoir un impact négatif sur la relation de l'enfant avec la nourriture.

En plus des parents, l'environnement social plus large a également un impact sur les choix alimentaires des enfants. Cela comprend l'école, les amis, la télévision, l'internet et la publicité. Par exemple, si un enfant est entouré d'amis qui mangent principalement des aliments malsains, il est probable qu'il adopte des habitudes alimentaires similaires. De même, la publicité alimentaire ciblant les enfants, qui favorise souvent des aliments malsains, peut influencer les préférences et les choix alimentaires des enfants.

De plus, l'environnement physique peut également jouer un rôle. Par exemple, la disponibilité et l'accessibilité des aliments sains à la maison et à l'école peuvent encourager les enfants à manger sainement. À l'inverse, si les aliments malsains sont facilement disponibles et accessibles, les enfants sont plus susceptibles de les choisir.

Compte tenu de ces influences, il est clair que la promotion d'une alimentation saine chez les enfants nécessite une approche globale, qui prend en compte tous les aspects de leur environnement. Cela comprend l'éducation des parents et des éducateurs sur l'importance d'être de bons modèles de comportement alimentaire, la création d'environnements sociaux et physiques qui favorisent une alimentation saine, et l'adoption de politiques publiques qui limitent la publicité alimentaire malsaine ciblant les enfants.

Cependant, même dans les environnements les plus défavorables, il est possible de promouvoir une alimentation saine. Par exemple, en apprenant aux enfants à être conscients de leur alimentation et à faire des choix alimentaires réfléchis, nous pouvons les aider à résister aux influences négatives et à développer des habitudes alimentaires saines qui dureront toute leur vie. Dans les sections suivantes, nous explorerons comment cela peut être réalisé.

Pour aider les enfants à résister aux influences négatives et à faire des choix alimentaires conscients, nous devons leur donner les outils nécessaires pour comprendre et naviguer dans leur environnement alimentaire. Cela comprend l'éducation sur les différents types d'aliments et leur impact sur la santé, ainsi que le développement de compétences en matière de prise de décision et de résolution de problèmes.

Par exemple, nous pouvons enseigner aux enfants à lire les étiquettes des aliments pour qu'ils puissent prendre des décisions éclairées sur ce qu'ils mangent. Nous pouvons également leur apprendre à identifier et à résister à la publicité alimentaire manipulatrice. De plus, nous pouvons les aider à développer des stratégies pour faire des choix alimentaires sains même lorsqu'ils sont entourés de tentations malsaines, par exemple en leur apprenant à planifier à l'avance et à emporter des collations saines lorsqu'ils sortent.

Dans le même temps, nous devons également créer des environnements qui soutiennent les choix alimentaires sains. Cela peut impliquer de travailler avec les écoles pour améliorer la qualité de la nourriture servie dans les cantines, d'encourager les magasins locaux à stocker une plus grande variété d'aliments sains, ou de plaider pour des politiques publiques qui limitent la publicité alimentaire malsaine ciblant les enfants.

Enfin, il est important de se rappeler que chaque enfant est unique et que ce qui fonctionne pour un enfant peut ne pas fonctionner pour un autre. Par conséquent, nous devons toujours prendre en compte les besoins, les préférences et les circonstances individuelles de chaque enfant lors de la promotion d'une alimentation saine. Cela peut impliquer de travailler avec l'enfant et sa famille pour développer un plan d'alimentation saine qui soit à la fois réaliste et adapté à leurs besoins spécifiques.

En somme, si l'influence des modèles et des environnements sur les choix alimentaires des enfants est indéniable, elle n'est pas inévitable. Avec les bonnes connaissances, les compétences et le soutien, nous pouvons aider les enfants à faire des choix alimentaires sains qui leur permettront de grandir en bonne santé et heureux, indépendamment des influences qu'ils peuvent rencontrer.

La responsabilité des adultes dans l'éducation alimentaire

Il est évident que le rôle des adultes dans l'éducation alimentaire des enfants est crucial. En tant que parents, enseignants, et autres figures d'autorité, nous avons la responsabilité non seulement de fournir aux enfants des repas nutritifs, mais aussi de leur enseigner les compétences et les connaissances nécessaires pour faire des choix alimentaires sains tout au long de leur vie.

D'abord et avant tout, nous, les adultes, devons être des modèles pour les enfants. Les enfants apprennent en observant le comportement des adultes autour d'eux. Si nous montrons une appréciation pour une grande variété d'aliments sains et adoptons des habitudes alimentaires équilibrées, les enfants sont plus susceptibles de faire de même. Par exemple, si un enfant voit son parent savourer une salade colorée ou prendre le temps de préparer un repas à partir de zéro, il est plus susceptible de voir ces comportements comme normaux et désirables.

Ensuite, il est important que nous prenions le temps d'éduquer les enfants sur la nutrition et la santé. Cela ne signifie pas que nous devons donner des cours de biologie ou forcer les enfants à mémoriser le nombre de calories dans chaque aliment. Au contraire, nous pouvons intégrer des leçons sur l'alimentation et la santé dans notre vie quotidienne de manière amusante et engageante. Par exemple, nous pouvons organiser des ateliers de cuisine où les enfants peuvent apprendre à préparer leurs propres repas sains, ou planifier des excursions éducatives à la ferme ou au marché local.

De plus, nous devons créer un environnement qui soutient une alimentation saine. Cela implique de remplir notre maison d'une variété d'aliments nutritifs, de limiter l'accès aux aliments ultra-transformés, et de créer une atmosphère positive autour des repas. Par exemple, nous pouvons encourager les enfants à participer à la planification et à la préparation des repas, rendre les repas un moment de connexion et de conversation, et éviter d'utiliser la nourriture comme récompense ou punition.

Enfin, il est crucial que nous soutenions l'autonomie des enfants en matière d'alimentation. Cela signifie respecter leur faim et leur satiété, éviter de les forcer à manger ou de restreindre leur alimentation de manière inutile, et les aider à développer la confiance en leur capacité à faire des choix alimentaires sains.

En somme, l'éducation alimentaire des enfants est une tâche complexe qui nécessite un engagement de tous les instants. Cependant, avec de l'amour, de la patience, et les bonnes stratégies, nous pouvons aider les enfants à développer une relation saine avec la nourriture qui leur servira tout au long de leur vie. Dans la section suivante, nous explorerons plus en détail comment cela peut être réalisé.

Nous devons nous rappeler que chaque enfant est unique et qu'il n'y a pas de solution unique pour encourager une alimentation saine. Ce qui fonctionne pour un enfant peut ne pas fonctionner pour un autre. Il est donc important d'être flexible, patient et créatif dans nos approches. Par exemple, si un enfant résiste à manger des légumes, nous pourrions essayer de les présenter sous une forme différente, comme dans un smoothie ou une soupe, ou de les associer à des aliments qu'il aime déjà.

Il est également essentiel que nous, en tant qu'adultes, continuions à nous éduquer sur la nutrition et l'alimentation saine. Les connaissances et les recommandations en matière de nutrition évoluent constamment, et il est important que nous restions informés afin de pouvoir guider efficacement nos enfants. Heureusement, il existe de nombreuses ressources disponibles, allant des livres aux sites web, en passant par les cours en ligne et les ateliers.

Enfin, il est important de se rappeler que l'éducation alimentaire ne se limite pas à la nourriture elle-même. C'est aussi une occasion d'enseigner aux enfants des valeurs importantes comme le respect de la nature, la gratitude pour la nourriture que nous avons, et la compassion pour ceux qui sont moins fortunés. Par exemple, nous pourrions encourager les enfants à participer à un jardin communautaire, à exprimer leur gratitude avant les repas, ou à donner une partie de leur argent de poche à une banque alimentaire locale.

Notre rôle en tant qu'adultes dans l'éducation alimentaire des enfants est à la fois une grande responsabilité et une merveilleuse opportunité. Par notre exemple, notre enseignement, et notre soutien, nous avons le pouvoir d'aider les enfants à développer une relation saine avec la nourriture et à adopter des habitudes alimentaires qui favoriseront leur santé et leur bien-être tout au long de leur vie. C'est un voyage qui demandera du temps, des efforts, et beaucoup d'amour, mais les récompenses en valent largement la peine.

Réflexions sur notre rôle en tant qu'éducateurs

Notre rôle en tant qu'éducateurs, qu'il s'agisse de parents, de tuteurs, d'enseignants ou de professionnels de la santé, est à la fois crucial et complexe quand il s'agit de façonner la relation d'un enfant avec la nourriture. Non seulement nous devons nous assurer que les enfants reçoivent une nutrition adéquate pour leur croissance et leur développement, mais nous devons aussi les aider à développer une relation saine et positive avec la nourriture qui perdurera toute leur vie. Laissez-moi partager avec vous quelques réflexions sur ce rôle.

Tout d'abord, il est important de comprendre que notre propre relation avec la nourriture influence celle des enfants. Les enfants sont de petits observateurs curieux. Ils absorbent non seulement les informations que nous leur donnons explicitement, mais aussi les comportements que nous démontrons. Si nous montrons du plaisir à manger une variété d'aliments sains, si nous prenons le temps de savourer nos repas sans distraction, si nous respectons notre corps en écoutant ses signaux de faim et de satiété, les enfants sont plus susceptibles de faire de même.

Il est crucial de se rappeler que l'éducation alimentaire ne concerne pas seulement ce que les enfants mangent, mais aussi comment, quand et pourquoi ils mangent. Nous devons enseigner aux enfants à écouter leur corps et à manger en réponse à la faim physique plutôt qu'aux émotions, à prendre le temps de manger sans distraction, à savourer chaque bouchée et à reconnaître les signes de satiété. Nous devons leur apprendre à apprécier une variété d'aliments et à comprendre comment chaque aliment nourrit leur corps. Et nous devons les aider à comprendre que la nourriture est une source de plaisir et de connexion sociale, et non un moyen de contrôler leur poids ou leur apparence.

L'éducation alimentaire doit être une conversation ouverte et continue. Il ne suffit pas de parler une fois de l'importance d'une alimentation saine et d'espérer que les enfants l'absorbent. Au contraire, il s'agit d'un dialogue continu qui évolue à mesure que les enfants grandissent et sont confrontés à de nouvelles expériences et à de nouveaux défis. Cela peut signifier parler de la publicité alimentaire et de son influence sur nos choix alimentaires, discuter de la manière dont la nourriture est liée à notre culture et à notre identité, ou explorer pourquoi il peut être difficile de faire des choix alimentaires sains dans certaines situations.

Enfin, il est important de reconnaître que l'éducation alimentaire peut être un défi. Les enfants peuvent résister, tester les limites et faire des choix qui nous inquiètent. Mais c'est une partie normale du processus d'apprentissage. Notre rôle n'est pas de contrôler chaque aspect de l'alimentation des enfants, mais de leur fournir les connaissances, les compétences et le soutien dont ils ont besoin pour faire leurs propres choix alimentaires sains. Cela peut demander de la patience, de la persévérance et beaucoup de compassion, mais le résultat en vaut la peine.

En résumé, notre rôle en tant qu'éducateurs dans l'alimentation des enfants est essentiel. Nous sommes des modèles, des guides et des soutiens pour les enfants alors qu'ils naviguent dans leur relation avec la nourriture. En tant qu'éducateurs, nous avons la responsabilité d'inculquer des habitudes alimentaires saines et durables à nos enfants.

Cependant, nous devons également nous rappeler que la perfection n'est pas le but. L'éducation alimentaire est un voyage, pas une destination. Il y aura des jours où les choses se passeront bien, et d'autres où elles seront plus difficiles. Il est important de rester patient et flexible, d'apporter des ajustements lorsque c'est nécessaire, et de toujours revenir à l'objectif ultime : aider les enfants à développer une relation saine et positive avec la nourriture.

De plus, il est important de reconnaître que chaque enfant est unique, avec ses propres préférences, aversions et besoins. Il n'y a pas de solution unique pour tous en matière d'éducation alimentaire. L'approche que nous adoptons doit être adaptée à chaque enfant, en tenant compte de ses besoins individuels et en respectant son autonomie.

Enfin, il est crucial de créer un environnement positif et sans jugement autour de la nourriture. Les commentaires négatifs ou les restrictions strictes peuvent avoir l'effet inverse de celui que nous souhaitons, en créant des sentiments de honte ou de culpabilité autour de la nourriture, ou en encourageant les comportements alimentaires désordonnés. Au lieu de cela, nous devrions encourager une approche positive et équilibrée de l'alimentation, en célébrant la diversité des aliments, en reconnaissant les plaisirs de manger et en promouvant le respect de soi et du corps. En adoptant cette approche, nous pouvons aider les enfants à développer une relation saine et positive avec la nourriture, qui les soutiendra tout au long de leur vie.

La croissance physique de l'enfant est un processus complexe qui dépend de nombreux facteurs, parmi lesquels l'alimentation joue un rôle central. Une alimentation saine et équilibrée est essentielle pour fournir aux enfants les nutriments dont ils ont besoin pour grandir et se développer correctement. De la petite enfance à l'adolescence, chaque stade de la vie a ses propres besoins nutritionnels spécifiques, et le fait de répondre à ces besoins peut avoir un impact profond sur la croissance physique de l'enfant.

Alimentation saine
et développement de l'enfant

L'impact d'une alimentation saine
sur la croissance physique

En premier lieu, une alimentation saine et équilibrée fournit l'énergie nécessaire pour le développement physique. Les enfants sont des boules d'énergie, courant, sautant et jouant constamment. Pour maintenir ce niveau d'activité et soutenir leur croissance, ils ont besoin d'une alimentation riche en calories de qualité. Les glucides complexes, les protéines et les graisses saines fournissent l'énergie dont ils ont besoin, tout en offrant une gamme de nutriments essentiels.

Les protéines jouent un rôle particulièrement important dans la croissance physique. Elles sont essentielles à la formation des muscles, des os, de la peau et des autres tissus. Les enfants qui ne consomment pas suffisamment de protéines peuvent voir leur croissance ralentir. Les bonnes sources de protéines comprennent la viande, le poisson, les œufs, les produits laitiers, les légumineuses et les noix.

Les minéraux, tels que le calcium et le phosphore, sont également essentiels à la croissance physique. Ils sont nécessaires pour le développement et le maintien d'os solides et sains. Une carence en ces minéraux peut conduire à des os fragiles et augmenter le risque de fractures. Les produits laitiers sont une excellente source de calcium, tandis que le phosphore se trouve dans une variété d'aliments, y compris la viande, le poisson et les céréales complètes.

Les vitamines jouent également un rôle crucial dans la croissance physique. La vitamine D, par exemple, aide le corps à absorber le calcium et est essentielle pour la santé des os. La vitamine A est importante pour la vision et la santé de la peau, tandis que les vitamines B sont essentielles pour le métabolisme et la production d'énergie.

Cependant, une alimentation saine ne se résume pas à la simple consommation des nutriments nécessaires. Il est également important d'inculquer aux enfants de bonnes habitudes alimentaires, comme manger une variété d'aliments, prendre des repas réguliers et éviter de trop manger. Ces habitudes peuvent les aider à maintenir un poids santé, ce qui est essentiel pour leur croissance et leur développement global.

Une alimentation saine a un impact majeur sur la croissance physique de l'enfant. En fournissant les nutriments nécessaires et en inculquant de bonnes habitudes alimentaires, nous pouvons aider nos enfants à grandir et à se développer de manière saine et heureuse.

Au-delà des besoins nutritionnels, la croissance physique de l'enfant est également influencée par son rapport à l'alimentation. Un enfant qui se sent en sécurité et heureux pendant les repas est plus susceptible de manger de manière équilibrée et variée. Les repas en famille, par exemple, peuvent offrir un environnement chaleureux et aimant qui encourage l'enfant à explorer différents aliments et saveurs. De plus, les repas en famille sont une excellente occasion de modéliser des comportements alimentaires sains.

L'alimentation a également un impact sur le sommeil, qui est crucial pour la croissance et le développement des enfants. Une alimentation équilibrée aide à réguler les hormones du sommeil, ce qui peut améliorer la qualité et la durée du sommeil. Des études ont montré qu'un sommeil de qualité est associé à une meilleure croissance physique chez les enfants.

Enfin, il est important de noter que chaque enfant est unique et que la croissance ne se fait pas à un rythme uniforme. Certains enfants peuvent grandir plus rapidement ou plus lentement que d'autres, et cela est tout à fait normal. L'important est de veiller à ce qu'ils aient une alimentation équilibrée qui répond à leurs besoins nutritionnels spécifiques, et de les encourager à adopter de bonnes habitudes alimentaires qui les serviront tout au long de leur vie.

En somme, une alimentation saine est un pilier fondamental de la croissance physique des enfants. En fournissant les nutriments nécessaires et en créant un environnement positif autour de l'alimentation, nous pouvons aider nos enfants à atteindre leur plein potentiel de croissance. Et en les éduquant sur l'importance d'une alimentation saine, nous pouvons leur donner les outils dont ils ont besoin pour faire des choix alimentaires sains tout au long de leur vie.

Alimentation et développement cognitif

Il est bien établi que l'alimentation joue un rôle déterminant dans le développement cognitif des enfants. La nutrition influence le développement du cerveau dès les premiers stades de la vie, et cette influence se poursuit tout au long de l'enfânce. En offrant à nos enfants une alimentation saine et équilibrée, nous pouvons contribuer à optimiser leur développement cognitif et leur donner les meilleures chances de réussite dans la vie.

Les nutriments essentiels tels que les acides gras oméga-3, le fer, le zinc, les protéines, les vitamines B, et d'autres, jouent tous des rôles clés dans le développement du cerveau. Les oméga-3, par exemple, sont essentiels pour le développement et la fonction des cellules nerveuses. Le fer et le zinc sont impliqués dans la myélinisation, le processus par lequel une gaine de myéline est formée autour des nerfs pour permettre une transmission rapide des impulsions nerveuses. Les protéines sont les éléments constitutifs des neurotransmetteurs, qui sont des substances chimiques qui transmettent des signaux entre les cellules nerveuses. Les vitamines B, quant à elles, sont nécessaires pour de nombreux processus biochimiques dans le cerveau.

Mais une alimentation saine ne se limite pas à fournir les nutriments nécessaires. Elle implique également d'enseigner aux enfants comment manger de manière consciente et équilibrée. L'éducation alimentaire peut aider les enfants à développer une relation saine avec la nourriture, ce qui peut à son tour influencer leur développement cognitif. Par exemple, des études ont montré que les enfants qui ont une relation saine avec la nourriture ont tendance à avoir une meilleure concentration et à mieux performer à l'école.

L'alimentation peut également influencer l'humeur et le comportement des enfants. Une alimentation riche en sucre, par exemple, peut entraîner des pics de glycémie suivis de baisses rapides, ce qui peut entraîner des sautes d'humeur et des problèmes de comportement. À l'inverse, une alimentation équilibrée peut aider à stabiliser l'humeur et à améliorer le comportement.

Il est également important de noter que le développement cognitif est influencé par un large éventail de facteurs, dont l'alimentation n'est qu'un aspect. D'autres facteurs, tels que le sommeil, l'activité physique, l'environnement d'apprentissage et les interactions sociales, jouent également un rôle important.

L'éducation alimentaire peut également aider les enfants à développer des compétences cognitives telles que la prise de décision, le jugement critique et la résolution de problèmes. Par exemple, en impliquant les enfants dans la planification des repas et les choix alimentaires, nous pouvons leur apprendre à prendre des décisions éclairées, à évaluer différentes options et à résoudre des problèmes liés à l'alimentation. Ces compétences peuvent s'étendre au-delà de l'alimentation et contribuer au développement cognitif global des enfants.

Il est également important de reconnaître que chaque enfant est unique et que les effets de l'alimentation sur le développement cognitif peuvent varier d'un enfant à l'autre. Certains enfants peuvent être plus sensibles aux effets des carences nutritionnelles, tandis que d'autres peuvent être plus résistants. De même, certains enfants peuvent réagir plus fortement aux effets de l'alimentation sur l'humeur et le comportement. Il est donc essentiel d'adapter l'approche alimentaire aux besoins individuels de chaque enfant.

Il est également crucial de ne pas stigmatiser ou culpabiliser les enfants pour leurs choix alimentaires. Une approche punitive ou basée sur la honte peut nuire à la relation de l'enfant avec la nourriture et avoir des effets négatifs sur son développement cognitif et émotionnel. Au lieu de cela, nous devrions encourager une approche positive de l'alimentation, qui valorise la joie de manger et reconnaît la nourriture comme une source de plaisir et de satisfaction, ainsi que de nutrition.

L'alimentation joue un rôle essentiel dans le développement cognitif des enfants, mais elle n'est pas la seule responsable. En offrant une alimentation saine et équilibrée, en éduquant nos enfants sur l'importance de la nutrition et en encourageant une relation positive avec la nourriture, nous pouvons aider nos enfants à atteindre leur plein potentiel cognitif. Cependant, il est tout aussi important de soutenir les autres aspects du développement cognitif, comme le sommeil, l'activité physique et l'apprentissage, et de reconnaître que chaque enfant est unique et a des besoins individuels.

Alimentation et émotion : l'influence sur le bien-être psychologique

La nourriture et les émotions sont intrinsèquement liées. Depuis l'enfance, nos premières expériences alimentaires sont souvent liées à des sentiments de confort et de sécurité. À mesure que nous grandissons, ces associations continuent de se développer et de se complexifier, influençant notre relation avec la nourriture et notre bien-être psychologique.

Il est indéniable que ce que nous mangeons peut avoir un impact significatif sur notre humeur et notre santé mentale. Les recherches indiquent que les régimes alimentaires riches en fruits, légumes, grains entiers et protéines maigres peuvent améliorer la santé mentale et réduire le risque de troubles psychiatriques, tandis que les régimes alimentaires riches en sucre, en graisses saturées et en aliments transformés peuvent augmenter le risque de dépression et d'anxiété.

Il est également important de noter que la nourriture peut affecter notre bien-être psychologique de manière plus indirecte. Par exemple, le stress et l'anxiété peuvent souvent mener à des comportements alimentaires malsains, comme manger en réponse à des émotions négatives plutôt qu'à la faim physique. Ces comportements peuvent à leur tour contribuer à la prise de poids et à d'autres problèmes de santé, ce qui peut aggraver le stress et l'anxiété, créant ainsi un cercle vicieux.

Dans ce contexte, il est crucial d'enseigner aux enfants des habitudes alimentaires saines dès le plus jeune âge. Cela comprend non seulement la promotion d'une alimentation équilibrée, mais aussi l'enseignement de compétences comme la pleine conscience alimentaire, qui peut aider les enfants à reconnaître et à répondre à leurs signaux de faim et de satiété, à apprécier la nourriture et à gérer les émotions négatives sans se tourner vers la nourriture pour le confort.

Il est également important d'éviter de stigmatiser certains aliments comme "mauvais" ou "interdits". Cette approche peut mener à des sentiments de culpabilité et de honte liés à la nourriture, ce qui peut nuire au bien-être psychologique de l'enfant. Au lieu de cela, nous devrions encourager une relation positive avec la nourriture, où tous les aliments peuvent faire partie d'un régime alimentaire équilibré et où manger est une expérience agréable et satisfaisante.

En outre, nous devons reconnaître que les enfants vivent dans un environnement alimentaire complexe, avec de nombreuses influences externes qui peuvent affecter leurs choix alimentaires et leur bien-être psychologique. Cela comprend la publicité pour les aliments malsains, la pression des pairs et les normes culturelles et sociales concernant l'alimentation et le poids. Il est donc essentiel de soutenir les enfants pour qu'ils naviguent dans cet environnement et de plaider pour des politiques et des environnements qui favorisent une alimentation saine.

L'alimentation joue un rôle crucial dans le bien-être psychologique des enfants. En favorisant une alimentation saine, en encourageant une relation positive avec la nourriture et en soutenant les enfants dans un environnement alimentaire complexe, nous pouvons contribuer à améliorer leur santé mentale et leur bien-être général.

La nourriture est plus qu'un simple carburant pour nos corps ; elle est également une source de plaisir, de réconfort et de lien social. Elle peut être un moyen d'explorer de nouvelles cultures, de célébrer des traditions et de créer des souvenirs. Une relation saine avec la nourriture implique donc non seulement de manger une alimentation équilibrée, mais aussi de profiter de l'expérience de manger, de valoriser la diversité et la qualité des aliments et de respecter les signaux de son corps.

Il est également crucial de souligner que le bien-être psychologique ne peut pas être séparé du bien-être physique.

Une mauvaise alimentation peut non seulement affecter l'humeur et la santé mentale, mais aussi contribuer à une variété de problèmes de santé, comme l'obésité, le diabète et les maladies cardiaques. Par conséquent, une alimentation saine est un investissement important dans la santé à long terme de l'enfant.

Enfin, il est important de reconnaître que chaque enfant est unique, avec ses propres goûts, préférences et besoins. L'objectif n'est pas de prescrire un régime alimentaire particulier, mais plutôt d'encourager une approche flexible et équilibrée de l'alimentation qui peut être adaptée aux besoins individuels de l'enfant. Cela implique de respecter les signaux de faim et de satiété de l'enfant, de promouvoir une variété d'aliments sains et de favoriser une attitude positive envers la nourriture.

À travers ce livre, j'espère vous fournir les outils et les connaissances nécessaires pour aider votre enfant à développer une relation saine avec la nourriture et à profiter des nombreux bienfaits d'une alimentation saine. Parce que finalement, une alimentation saine n'est pas seulement une question de ce que nous mangeons, mais aussi de comment, pourquoi et dans quel contexte nous mangeons. Et c'est là que réside la véritable essence de l'alimentation consciente et saine.

Questionnement sur les conséquences d'une mauvaise alimentation

Alors que nous avons exploré en profondeur les effets positifs d'une alimentation saine sur le développement de l'enfant, il est tout aussi crucial d'examiner les conséquences potentielles d'une mauvaise alimentation. Dans une société où la fast-food, les boissons sucrées et les snacks transformés sont de plus en plus accessibles, il n'a jamais été aussi difficile d'éduquer nos enfants à faire des choix alimentaires sains. Malheureusement, les conséquences d'une mauvaise alimentation peuvent être dévastatrices et de longue durée.

L'obésité infantile est peut-être l'une des conséquences les plus immédiates et visibles d'une mauvaise alimentation. Les enfants qui sont en surpoids ou obèses sont non seulement plus susceptibles de rester obèses à l'âge adulte, mais ils sont également à risque de développer des problèmes de santé graves tels que le diabète de type 2, l'hypertension artérielle, l'hypercholestérolémie et certaines formes de cancer. Ils peuvent également faire face à des défis psychologiques, comme une faible estime de soi, la dépression et le harcèlement scolaire.

Au-delà de l'obésité, une mauvaise alimentation peut également affecter la croissance et le développement de l'enfant. Les enfants qui ne reçoivent pas les nutriments dont ils ont besoin peuvent souffrir de retards de croissance et de développement, de troubles d'apprentissage et de troubles de l'attention. De plus, la carence en fer, qui est courante chez les enfants qui mangent une alimentation pauvre en nutriments, peut entraîner de l'anémie, qui peut affecter la capacité d'apprentissage et la performance scolaire de l'enfant.

D'un point de vue émotionnel et psychologique, une mauvaise alimentation peut également avoir des effets négatifs. Les enfants qui mangent régulièrement des aliments transformés riches en sucres et en graisses mais pauvres en nutriments essentiels peuvent être plus susceptibles de souffrir de troubles de l'humeur tels que l'anxiété et la dépression. De plus, les enfants qui mangent une alimentation déséquilibrée peuvent avoir du mal à se concentrer et à rester attentifs, ce qui peut affecter leurs performances scolaires et leur capacité à interagir de manière positive avec les autres.

Il est également important de noter que les habitudes alimentaires adoptées pendant l'enfance ont tendance à persister à l'âge adulte. Les enfants qui grandissent en mangeant une alimentation déséquilibrée sont donc plus susceptibles de continuer à faire des choix alimentaires malsains à l'âge adulte, ce qui peut augmenter leur risque de développer des maladies chroniques telles que les maladies cardiaques et le diabète.

Finalement, le coût d'une mauvaise alimentation va bien au-delà de la santé individuelle. Il y a également un coût sociétal, car le fardeau des maladies liées à l'alimentation pèse lourdement sur nos systèmes de santé et sur notre économie.

Cependant, il y a de l'espoir. En éduquant nos enfants sur l'importance d'une alimentation saine et en leur donnant les outils nécessaires pour faire des choix alimentaires éclairés, nous pouvons les aider à éviter ces conséquences potentiellement dévastatrices. Mais cela demande un effort conscient et soutenu de la part des parents, des éducateurs et de la société dans son ensemble.

Dans notre monde saturé de publicités pour des aliments malsains, il est facile pour les enfants de se laisser séduire par les promesses de saveurs immédiates au détriment de leur santé à long terme. Pour contrer cela, il est essentiel d'apprendre aux enfants à comprendre les messages publicitaires, à lire les étiquettes des aliments et à reconnaître les pièges de l'alimentation moderne.

Nous devons nous rappeler que les enfants apprennent en nous regardant. Si nous montrons un respect pour notre propre corps en choisissant des aliments sains et en faisant de l'exercice régulièrement, nos enfants seront plus susceptibles de faire de même. En d'autres termes, nous devons être le changement que nous voulons voir.

Il est crucial de faire preuve de compassion et de patience. Changer les habitudes alimentaires ne se fait pas du jour au lendemain. Il y aura des défis et des revers. Mais chaque petit pas vers une alimentation plus saine est une victoire qui mérite d'être célébrée.

Ensemble, nous pouvons aider nos enfants à devenir non seulement des petits gourmets, mais aussi des individus sains, heureux et équilibrés.

La cuisine comme terrain de jeu

Recettes saines et délicieuses adaptées aux enfants

La cuisine est un monde merveilleux d'expérimentation, de découverte et, surtout, de plaisir. C'est un espace où les enfants peuvent apprendre à apprécier les aliments sains tout en s'amusant. Dans cette section, nous allons explorer quelques recettes adaptées aux enfants qui sont non seulement nutritives, mais aussi délicieuses.

Commençons par le petit déjeuner, le repas le plus important de la journée. Les smoothies sont un excellent moyen d'introduire une variété de fruits et de légumes dans l'alimentation de votre enfant. Essayez un smoothie vert aux épinards, à la banane et au beurre d'amande, ou un smoothie aux fruits rouges et au yaourt grec pour une dose de protéines. Ces boissons sont faciles à préparer et peuvent être emportées pour un petit déjeuner sur le pouce.

Pour le déjeuner, les salades de pâtes sont une excellente option. Elles sont polyvalentes et peuvent être préparées à l'avance. Essayez une salade de pâtes complètes avec des légumes grillés, du poulet et une vinaigrette à l'huile d'olive et au citron. Vous pouvez également faire une version végétarienne avec des pois chiches ou des lentilles pour une source de protéines.

En ce qui concerne le dîner, les sautés sont une façon simple et rapide de préparer un repas équilibré. Vous pouvez utiliser une variété de légumes, comme les poivrons, les brocolis et les carottes, et les associer à du poulet, du tofu ou du poisson. Servez le tout sur du riz brun ou du quinoa pour un repas complet.

N'oublions pas les collations. Les fruits sont toujours une bonne option, mais si vous voulez varier un peu, essayez des bâtonnets de légumes avec du houmous, des poignées de noix non salées, ou des yaourts nature avec des fruits frais.

Enfin, il est important de noter que ces recettes ne sont que des suggestions. La beauté de la cuisine réside dans sa flexibilité. N'hésitez pas à adapter ces recettes en fonction des préférences de votre enfant et des aliments disponibles dans votre région. L'objectif est de montrer à votre enfant que les aliments sains peuvent être savoureux et amusants.

La cuisine est une activité qui se prête parfaitement à la participation des enfants. Invitez votre enfant à vous aider à préparer ces recettes. Ils peuvent laver les légumes, mélanger les ingrédients, et même aider à la cuisson sous votre supervision. Non seulement cela les rendra plus intéressés par ce qu'ils mangent, mais cela leur fournira également des compétences précieuses qu'ils pourront utiliser tout au long de leur vie.

Faire de la cuisine une activité familiale

La cuisine est bien plus qu'un lieu où préparer de la nourriture. C'est un terrain de jeu, une salle de classe, un laboratoire de sciences, et surtout, un lieu de rassemblement familial. Transformer la cuisine en une activité familiale présente de nombreux avantages, non seulement pour l'alimentation des enfants, mais aussi pour leur développement global et le renforcement des liens familiaux.

Tout d'abord, cuisiner ensemble offre une opportunité d'apprentissage pratique. Les enfants peuvent renforcer leurs compétences en lecture en suivant une recette, pratiquer leurs mathématiques en mesurant les ingrédients, et comprendre les sciences en observant les transformations chimiques qui se produisent lors de la cuisson. Ils peuvent également développer leur motricité fine en découpant, mélangeant et modelant les aliments. C'est un apprentissage interactif et multi-sensoriel que peu d'autres activités peuvent égaler.

Ensuite, cuisiner ensemble peut favoriser des habitudes alimentaires plus saines. Les enfants sont plus susceptibles de goûter et d'apprécier des aliments qu'ils ont aidé à préparer. C'est une occasion d'explorer une variété d'aliments, en particulier de fruits et légumes, que les enfants pourraient autrement refuser. Cela peut également aider à déconstruire l'idée que les aliments sains sont ennuyeux ou n'ont pas bon goût.

La cuisine est également un excellent moyen de transmettre la culture et les traditions familiales. Chaque famille a ses propres recettes et méthodes de préparation des aliments. En cuisinant ensemble, les enfants peuvent apprendre ces traditions, créant ainsi un sentiment d'appartenance et de continuité. C'est une façon tangible de connecter les générations et de donner aux enfants une appréciation de leur héritage familial.

De plus, cuisiner ensemble est une façon de passer du temps de qualité en famille. Dans notre monde moderne occupé, il peut être difficile de trouver des moments pour se réunir en famille. La cuisine offre une activité commune qui non seulement nécessite la coopération, mais aussi favorise la conversation et le partage. C'est un moment pour se déconnecter des distractions numériques et se reconnecter les uns aux autres.

Enfin, cuisiner ensemble peut aider à développer des compétences de vie importantes. La cuisine requiert de la patience, de l'organisation, de la créativité, et une certaine tolérance à l'échec, toutes des compétences précieuses que les enfants peuvent appliquer dans d'autres domaines de leur vie. De plus, savoir cuisiner est une compétence pratique qui les aidera à devenir des adultes indépendants et en bonne santé.

Comment alors intégrer la cuisine dans votre routine familiale ? Commencez par des recettes simples et laissez votre enfant choisir ce qu'il aimerait faire. Assurez-vous de leur donner des tâches adaptées à leur âge et à leurs compétences. Faites preuve de patience et attendez-vous à un peu de désordre. Mais surtout, faites-en une expérience amusante et positive.

Le but n'est pas de préparer le repas parfait, mais de créer des souvenirs précieux et d'instaurer de bonnes habitudes alimentaires. En cuisinant ensemble, vous nourrissez non seulement le corps de votre enfant, mais aussi son esprit et son âme. Vous leur donnez les outils pour faire des choix alimentaires sains, tout en leur apprenant des compétences précieuses et en créant des liens familiaux forts.

Cependant, pour faire de la cuisine une véritable activité familiale, il faut adopter une approche adaptée aux enfants. Ce qui signifie, par exemple, de ne pas s'inquiéter du désordre, de laisser de la place pour l'expérimentation et d'accepter que tout ne se passe pas toujours comme prévu. Les enfants ont une façon bien à eux d'aborder les choses, et il est important de les respecter et de les encourager dans leur processus de découverte.

Pour les plus jeunes, cela pourrait signifier de les laisser mélanger les ingrédients ou de les aider à presser un citron. Pour les plus âgés, cela pourrait impliquer de les laisser choisir la recette ou même de les mettre en charge d'un repas entier. L'idée est de les impliquer autant que possible et de leur donner un sentiment de responsabilité et d'accomplissement.

Il est également important de rendre l'expérience amusante et engageante. Peut-être pourriez-vous avoir des soirées à thème, où vous cuisinez des plats d'un certain pays ou d'une certaine époque. Ou peut-être pourriez-vous organiser des défis culinaires, où chaque membre de la famille doit préparer un plat avec un ingrédient secret.

Dans tous les cas, le but n'est pas seulement de préparer un repas, mais de passer du temps ensemble, d'apprendre et de créer des souvenirs. Avec un peu de créativité et beaucoup de patience, la cuisine peut devenir l'une de vos activités familiales préférées.

Le rôle du jeu dans l'adoption de nouvelles habitudes alimentaires

Le jeu est une partie intrinsèque de l'expérience de l'enfance. Il est le moyen par lequel les enfants découvrent le monde qui les entoure, développent leurs compétences et leur compréhension, et expriment leur créativité. Dans le contexte de l'alimentation, le jeu peut être un outil puissant pour encourager l'adoption de nouvelles habitudes alimentaires.

En première instance, le jeu peut servir à familiariser les enfants avec une variété d'aliments. Les jeux de rôle, par exemple, peuvent être utilisés pour explorer différents types d'aliments et de repas. Un enfant peut jouer le rôle d'un chef cuisinier qui prépare un repas, ou d'un client qui commande un plat dans un restaurant. Cela peut être une occasion pour l'enfant d'expérimenter avec des aliments qu'il n'a jamais essayés auparavant.

De même, les jeux d'apprentissage peuvent être utilisés pour enseigner aux enfants les bases de la nutrition. Par exemple, un jeu pourrait consister à classer différents aliments en fonction de leur valeur nutritive, ou à construire un repas équilibré à partir d'une sélection d'aliments. Cela permet à l'enfant de comprendre les principes de l'alimentation saine de manière ludique et interactive.

Par ailleurs, le jeu peut aider à surmonter les résistances ou les peurs que les enfants peuvent avoir envers certains aliments. Si un enfant a peur de goûter un nouvel aliment, le transformer en un élément d'un jeu peut aider à réduire cette anxiété. Par exemple, l'enfant pourrait être encouragé à faire semblant que le nouvel aliment est un trésor qu'il doit découvrir, ou un remède magique qu'il doit ingérer pour gagner des pouvoirs spéciaux.

Enfin, le jeu peut être un moyen d'encourager l'autonomie et la confiance en soi des enfants en matière d'alimentation. En leur permettant de jouer un rôle actif dans la préparation des repas, comme nous l'avons discuté dans la section précédente, les enfants peuvent apprendre à prendre des décisions éclairées sur leur alimentation et à apprécier le processus de préparation des aliments.

Il est important de noter que le jeu doit toujours être utilisé de manière appropriée et respectueuse. Il ne s'agit pas de forcer les enfants à manger des aliments qu'ils n'aiment pas, mais plutôt de leur offrir des opportunités pour explorer, expérimenter et apprendre.

En somme, le jeu peut être un outil précieux pour aider les enfants à développer une relation saine et positive avec la nourriture. En incorporant le jeu dans notre approche de l'alimentation, nous pouvons rendre le processus d'apprentissage et de découverte plus amusant et engageant pour les enfants, tout en leur inculquant des habitudes alimentaires saines qui les serviront tout au long de leur vie. Dans les sections suivantes, nous explorerons plus en détail comment nous pouvons utiliser le jeu pour favoriser une alimentation saine chez les enfants.

Le jeu est l'un des modes d'apprentissage les plus naturels pour les enfants. C'est un moyen par lequel ils découvrent et interagissent avec le monde, tout en développant une multitude de compétences essentielles. Dans le contexte de l'alimentation, le jeu a le potentiel unique de renforcer les habitudes alimentaires positives, tout en rendant l'expérience amusante et engageante pour les enfants.

Lorsque nous pensons à la nourriture et au jeu, il est important de ne pas se limiter à l'idée traditionnelle du jeu de table. Le jeu dans ce contexte peut aller bien au-delà, englobant une variété d'activités créatives et éducatives. Par exemple, les enfants peuvent être invités à créer des œuvres d'art comestibles, à participer à des défis de dégustation à l'aveugle, ou à inventer leurs propres recettes. Ces activités peuvent aider à éveiller leur curiosité et leur enthousiasme pour la nourriture, tout en leur permettant d'explorer de nouvelles saveurs et textures.

L'un des aspects les plus précieux du jeu est qu'il offre aux enfants un espace pour expérimenter et apprendre par l'expérience. Par exemple, en jouant à préparer et à cuisiner des repas, les enfants ont l'occasion de découvrir directement les conséquences de leurs choix alimentaires. Ils peuvent voir comment les différents ingrédients se combinent pour créer des saveurs différentes, comment le mode de cuisson affecte la texture et le goût des aliments, et comment les choix alimentaires peuvent affecter leur corps et leur bien-être.

En outre, le jeu peut servir de moyen pour explorer et contester les normes alimentaires sociétales. Par exemple, les enfants peuvent jouer à imaginer et à créer des repas qui défient les idées traditionnelles sur ce qui constitue un "repas normal". Cela peut les aider à développer une perspective plus flexible et ouverte sur la nourriture, et à résister aux pressions sociétales qui peuvent parfois contribuer à des habitudes alimentaires malsaines.

Enfin, il est important de noter que le jeu doit toujours être guidé par le respect et la bienveillance. Il ne s'agit pas de forcer les enfants à manger des aliments qu'ils n'aiment pas, ou de les punir pour avoir fait des choix alimentaires "mauvais" ou "incorrects". Au lieu de cela, le but est de créer un environnement où les enfants se sentent libres d'explorer, d'expérimenter et de faire des erreurs, et où ils sont soutenus et encouragés dans leur parcours d'apprentissage alimentaire.

Le jeu a un potentiel immense pour enrichir l'expérience alimentaire des enfants et promouvoir l'adoption de nouvelles habitudes alimentaires. En intégrant le jeu dans nos stratégies d'éducation alimentaire, nous pouvons aider les enfants à développer une relation positive et épanouissante avec la nourriture, qui peut les soutenir tout au long de leur vie.

Réflexions sur la cuisine comme espace d'apprentissage

La cuisine est bien plus qu'un simple lieu où l'on prépare des repas. C'est un laboratoire d'apprentissage riche, une salle de classe vivante et interactive, où les enfants peuvent acquérir une foule de connaissances précieuses. En considérant la cuisine comme un espace d'apprentissage, nous pouvons transformer la corvée quotidienne de préparation des repas en une expérience éducative précieuse et stimulante pour nos enfants.

Tout d'abord, la cuisine offre d'innombrables opportunités d'apprentissage pratique. En cuisinant, les enfants acquièrent des compétences culinaires de base, comme éplucher, couper, mesurer et mélanger, qui sont non seulement utiles en cuisine, mais aussi dans la vie quotidienne. Ils apprennent aussi à comprendre et à respecter les processus de cuisson, comme la transformation des aliments par la chaleur, la fermentation ou le mélange d'ingrédients.

De plus, la cuisine peut aider les enfants à développer leur compréhension des mathématiques, de la science et de la littératie. Par exemple, mesurer les ingrédients peut aider à développer la compréhension des nombres et des fractions, tandis que suivre une recette peut améliorer les compétences en lecture et en compréhension. De même, les processus de cuisson comme la fermentation ou le changement de texture des aliments lorsqu'ils sont cuits peuvent servir d'exemples pratiques de principes scientifiques.

La cuisine est également un excellent moyen de découvrir différentes cultures et traditions. En préparant des recettes de différentes cuisines du monde, les enfants peuvent apprendre à apprécier la diversité culturelle et à comprendre comment la géographie, l'histoire et la culture influencent la façon dont les gens mangent. Cela peut leur donner une perspective plus large sur le monde et favoriser l'acceptation et l'appréciation des différences culturelles.

En outre, la cuisine peut renforcer les compétences sociales et émotionnelles. Cuisiner ensemble encourage la coopération, la communication et le partage. Les enfants apprennent à travailler en équipe, à partager les tâches et à résoudre les problèmes ensemble. Ils apprennent aussi à gérer leur frustration lorsque les choses ne se passent pas comme prévu, et à ressentir de la fierté et de la satisfaction lorsqu'ils réussissent à préparer un plat.

Enfin, la cuisine peut aider à instaurer des habitudes alimentaires saines. En participant à la préparation des repas, les enfants développent une meilleure compréhension de ce qu'ils mangent et d'où vient leur nourriture. Ils sont plus susceptibles d'essayer de nouveaux aliments et de faire des choix alimentaires plus sains lorsqu'ils sont impliqués dans le processus de cuisson.

En conclusion, en considérant la cuisine comme un espace d'apprentissage, nous pouvons offrir à nos enfants une expérience éducative riche et variée, tout en renforçant leur relation avec la nourriture. En transformant la cuisine en terrain de jeu et en salle de classe, nous pouvons aider nos enfants à développer une multitude de compétences précieuses, tout en favorisant des habitudes alimentaires saines et une appréciation pour une variété d'aliments.

De plus, en impliquant les enfants dans la préparation des repas, nous les aidons à développer un sentiment d'autonomie et d'indépendance. Ils apprennent qu'ils sont capables de créer quelque chose de tangible et de savoureux, ce qui peut augmenter leur confiance en eux. Cela peut également les encourager à prendre des initiatives et à faire preuve de créativité, des compétences qui seront bénéfiques tout au long de leur vie.

Il est important de noter que chaque expérience de cuisine sera différente et que ce qui fonctionne pour un enfant peut ne pas fonctionner pour un autre. Certains enfants peuvent être plus intéressés par la préparation des repas que d'autres, et c'est tout à fait normal. L'important est de créer un environnement positif et engageant où les enfants se sentent libres d'explorer et d'expérimenter.

En réfléchissant à la façon dont nous présentons la cuisine aux enfants, nous devons également prendre en compte leur sécurité. Il est crucial d'enseigner aux enfants les règles de sécurité de base en cuisine, comme l'importance de se laver les mains avant de cuisiner, comment manipuler correctement les couteaux et les autres outils de cuisine, et comment utiliser correctement les appareils de cuisson.

En somme, la cuisine est un formidable terrain de jeu pour les enfants. Non seulement elle leur offre l'occasion de s'amuser et de se salir les mains, mais elle leur donne également l'occasion d'apprendre de précieuses leçons de vie. En tant qu'adultes, il est de notre responsabilité de guider et de soutenir nos enfants dans leur voyage culinaire, de favoriser leur curiosité et leur amour de l'apprentissage, et de les aider à développer une relation saine et positive avec la nourriture. Finalement, la cuisine est bien plus que la simple préparation de nourriture : c'est une expérience d'apprentissage enrichissante, une célébration de la créativité et de l'exploration, et une expression de l'amour et du soin que nous portons à nos enfants.

Faire face aux défis
de l'alimentation consciente

Les obstacles à une alimentation consciente

Aborder les défis liés à l'instauration d'une alimentation consciente est une étape cruciale pour mettre en œuvre une pratique durable et efficace. Il est important de reconnaître que, comme toute transition ou changement dans la vie, l'introduction de l'alimentation consciente peut se heurter à divers obstacles. Comprendre ces défis peut nous aider à les surmonter plus efficacement et à maintenir nos efforts pour une alimentation plus saine et plus consciente.

L'un des principaux défis de l'alimentation consciente réside dans la nature omniprésente de la "malbouffe". Dans notre société moderne, les aliments transformés, riches en sucre, en sel et en graisses saturées, sont omniprésents et souvent commercialisés de manière agressive, en particulier envers les enfants. Ces aliments, qui sont souvent faciles à préparer et qui ont un goût attrayant, peuvent rendre difficile l'adoption d'une alimentation consciente et saine.

De plus, le rythme effréné de la vie moderne peut également constituer un obstacle à l'alimentation consciente. Entre le travail, l'école, les activités extrascolaires et les engagements sociaux, il peut être difficile de trouver le temps de préparer des repas sains à partir de zéro, de manger sans distraction et d'intégrer des pratiques de pleine conscience dans les repas.

Par ailleurs, le manque de connaissances sur la nutrition peut également constituer un défi. Sans une compréhension claire de ce qui constitue une alimentation saine, il peut être difficile de faire des choix alimentaires conscients. Par exemple, certaines personnes peuvent avoir des idées fausses sur ce qui constitue une alimentation saine, tandis que d'autres peuvent être déroutées par les informations contradictoires sur la nutrition.

En outre, les habitudes alimentaires sont souvent profondément ancrées et peuvent être difficiles à changer. Si un enfant a développé une préférence pour certains types d'aliments ou s'est habitué à manger de certaines manières, il peut être réticent à essayer de nouveaux aliments ou à adopter de nouvelles habitudes alimentaires.

Enfin, il est important de reconnaître que chaque enfant est unique et que ce qui fonctionne pour un enfant peut ne pas fonctionner pour un autre. Certains enfants peuvent avoir des besoins nutritionnels particuliers, des préférences alimentaires spécifiques ou des sensibilités alimentaires qui peuvent rendre l'adoption d'une alimentation consciente plus complexe.

En prenant conscience de ces défis, nous pouvons élaborer des stratégies pour les surmonter. Que ce soit en éduquant nous-mêmes et nos enfants sur la nutrition, en planifiant nos repas à l'avance, en instaurant des pratiques de pleine conscience dans notre routine quotidienne, ou en étant patient et en encourageant nos enfants à essayer de nouveaux aliments, nous pouvons surmonter les obstacles à une alimentation consciente et créer un environnement plus sain et plus conscient pour nos enfants. Dans les sections suivantes, nous aborderons des stratégies spécifiques pour faire face à ces défis.

Stratégies pour surmonter les défis

Les défis de l'alimentation consciente sont nombreux, mais ils ne sont pas insurmontables. Il existe une multitude de stratégies que nous pouvons adopter pour surmonter ces obstacles et favoriser une alimentation consciente et saine.

Tout d'abord, l'éducation nutritionnelle est fondamentale. Il est crucial de comprendre ce qui constitue une alimentation saine et comment notre corps utilise les nutriments pour fonctionner correctement. Apprenez à vous-même et à vos enfants sur les macronutriments (protéines, glucides et lipides) et les micronutriments (vitamines et minéraux) et sur la manière dont ils contribuent à notre santé et à notre bien-être. Utilisez des ressources fiables et basées sur des preuves pour obtenir des informations sur la nutrition et ne vous laissez pas tromper par les modes alimentaires ou les régimes à la mode.

Planifiez vos repas

La planification des repas peut aider à réduire le stress et à faciliter la préparation des repas. Cela peut également vous aider à maintenir un régime alimentaire équilibré et varié. Impliquez vos enfants dans la planification des repas, cela peut les aider à apprendre sur la nutrition et à se sentir plus investis dans leurs choix alimentaires.

Faites de la cuisine une activité familiale

Cuisiner ensemble est une excellente façon d'enseigner aux enfants des compétences culinaires précieuses, d'en savoir plus sur les aliments et leur préparation, et de passer du temps de qualité ensemble. De plus, les enfants sont souvent plus enclins à essayer de nouveaux aliments s'ils ont participé à leur préparation.

Pratiquez la pleine conscience à table

Encouragez vos enfants à manger lentement, à savourer chaque bouchée et à prêter attention à leurs signaux de faim et de satiété. Cela peut les aider à développer une relation plus saine avec la nourriture et à éviter les comportements alimentaires malsains tels que la suralimentation.

Soyez un modèle

Vos enfants vous regardent et apprennent de vos comportements, y compris vos habitudes alimentaires. En adoptant une alimentation consciente et saine, vous pouvez montrer à vos enfants qu'il est important de prendre soin de sa santé par le biais de la nutrition.

Soyez patient et persévérant

Le changement prend du temps et il peut y avoir des revers en cours de route. C'est normal. Ne vous découragez pas si vos enfants résistent à certains changements ou s'ils ont du mal à adopter de nouvelles habitudes alimentaires. Continuez à encourager une alimentation saine et consciente et célébrez les petites victoires.

Enfin, n'oubliez pas que l'objectif n'est pas la perfection, mais le progrès. Il ne s'agit pas d'avoir une alimentation parfaite à tout moment, mais plutôt de faire de son mieux pour manger de manière consciente et saine la plupart du temps. Il est important de maintenir une attitude de bienveillance envers soi-même et envers les autres tout au long de ce processus.

En adoptant ces stratégies, nous pouvons progressivement surmonter les défis liés à l'alimentation consciente. Il est important de rappeler que chaque enfant est unique et que ce qui fonctionne pour un enfant peut ne pas fonctionner pour un autre. Il est crucial de rester flexible et ouvert à l'adaptation de ces stratégies pour répondre aux besoins individuels de chaque enfant.

Il convient également de noter qu'il est parfaitement normal de demander de l'aide si vous rencontrez des difficultés. Des professionnels tels que les diététiciens, les psychologues et les pédiatres peuvent fournir des conseils et un soutien précieux pour naviguer dans les défis de l'alimentation consciente. De plus, des groupes de soutien et des forums en ligne peuvent offrir une précieuse communauté de personnes qui vivent des expériences similaires.

En outre, il est important de se rappeler que le but ultime de l'alimentation consciente n'est pas de suivre un régime alimentaire parfait, mais plutôt de développer une relation saine et positive avec la nourriture. L'alimentation consciente n'est pas une solution rapide, mais un parcours qui peut conduire à une meilleure santé et à un plus grand bien-être pour vous et vos enfants.

L'importance de la patience et de la persévérance

Bien que l'alimentation consciente puisse présenter des défis, ces obstacles peuvent être surmontés avec de l'éducation, de la planification, de la pratique, de la patience et du soutien. En adoptant une approche consciente de l'alimentation, nous pouvons aider nos enfants à développer une relation saine avec la nourriture, à favoriser leur croissance et leur développement et à instaurer des habitudes alimentaires saines qui peuvent durer toute leur vie. En fin de compte, le jeu en vaut la chandelle.

La patience et la persévérance sont des qualités essentielles lorsqu'il s'agit d'instaurer de nouvelles habitudes alimentaires chez les enfants, en particulier lorsqu'on s'efforce de pratiquer l'alimentation consciente. Ces deux piliers soutiennent la durabilité de l'alimentation consciente et sont cruciaux pour son succès à long terme.

La patience est une vertu particulièrement importante dans ce contexte. Changer des habitudes alimentaires bien ancrées, que ce soit chez un enfant ou un adulte, ne se fait pas du jour au lendemain. Il est fréquent que les enfants résistent au changement, en particulier lorsqu'il s'agit de leurs aliments préférés. Il est donc essentiel de rester patient et de comprendre que les progrès peuvent être lents. Cela peut signifier introduire un nouveau légume plusieurs fois avant qu'il ne soit accepté, ou persévérer avec un certain type de nourriture malgré des réactions initiales négatives.

Dans le même temps, la persévérance est tout aussi importante. Il y aura inévitablement des obstacles sur le chemin de l'alimentation consciente. Les enfants peuvent faire preuve de résistance, les tentations des aliments transformés sont omniprésentes, et les jours chargés peuvent rendre difficile la préparation de repas équilibrés. Dans ces moments, il est crucial de rester déterminé et de continuer à faire de son mieux pour maintenir les principes de l'alimentation consciente. Même si vous ne réussissez pas toujours, l'important est de ne pas abandonner et de continuer à essayer.

Il est également crucial de se rappeler que l'objectif de l'alimentation consciente n'est pas d'atteindre la perfection. Plutôt que de viser un régime alimentaire "parfait", il est plus bénéfique de se concentrer sur le développement d'une relation saine avec la nourriture. Cela signifie apprendre à écouter les signaux de faim et de satiété de son corps, à savourer et à apprécier la nourriture, et à comprendre l'impact de ce que l'on mange sur son corps et son esprit.

En fin de compte, la patience et la persévérance sont des qualités qui doivent être cultivées et pratiquées tout au long de notre voyage vers une alimentation plus consciente. Ces qualités peuvent nous aider à surmonter les défis qui se présentent à nous, à instaurer de nouvelles habitudes alimentaires chez nos enfants et à les soutenir dans leur développement d'une relation saine et positive avec la nourriture. C'est un voyage qui vaut la peine d'être entrepris, non seulement pour la santé et le bien-être de nos enfants, mais aussi pour notre propre épanouissement en tant que parents conscients et bienveillants.

Questions sur notre résilience face aux défis

La résilience est une compétence clé qui peut aider à surmonter les défis rencontrés lors de la mise en œuvre d'une alimentation consciente. Cette capacité à s'adapter et à rebondir face aux difficultés est essentielle pour maintenir de nouvelles habitudes alimentaires et pour naviguer dans le paysage complexe de la nourriture et de la nutrition dans la société actuelle. Dans cette section, nous explorons les questions liées à notre résilience face aux défis de l'alimentation consciente.

Comment puis-je renforcer ma résilience face aux défis de l'alimentation consciente ?

La réponse à cette question nécessite une introspection profonde et une prise de conscience de nos forces et faiblesses. La résilience peut être renforcée de plusieurs façons, par exemple en développant une perspective positive, en cultivant un réseau de soutien solide, en pratiquant la pleine conscience et en prenant soin de sa santé physique et mentale. Il est important de reconnaître que la résilience n'est pas quelque chose que l'on a ou que l'on n'a pas, mais plutôt une compétence qui peut être développée et renforcée avec le temps.

Comment puis-je surmonter les obstacles qui se dressent sur la voie de l'alimentation consciente ?

Les obstacles peuvent prendre de nombreuses formes, qu'il s'agisse de la résistance des enfants à essayer de nouveaux aliments, de la pression sociale pour se conformer à certaines normes alimentaires, ou du manque de temps pour préparer des repas sains. Pour surmonter ces obstacles, il peut être utile de planifier à l'avance, de chercher des solutions créatives et de faire preuve de flexibilité. Par exemple, vous pourriez préparer des repas en grandes quantités pour gagner du temps pendant la semaine, ou impliquer vos enfants dans la préparation des repas pour les aider à développer un intérêt pour les aliments sains.

Quels sont les avantages à long terme de l'alimentation consciente, et comment peuvent-ils m'aider à surmonter les défis à court terme ?

En gardant à l'esprit les avantages à long terme, tels que la santé physique et mentale améliorée, une meilleure relation avec la nourriture et une plus grande conscience de soi, il peut être plus facile de surmonter les défis à court terme. Il est important de se rappeler que l'alimentation consciente est un voyage, pas une destination, et que chaque petit pas que nous faisons sur ce chemin est une victoire en soi.

Face aux défis de l'alimentation consciente, notre résilience peut être mise à l'épreuve. Cependant, en développant notre résilience et en adoptant une perspective à long terme, nous pouvons naviguer avec succès dans ces défis et instaurer des habitudes alimentaires saines et conscientes pour nous-mêmes et nos enfants. Ce faisant, nous contribuons non seulement à notre propre bien-être, mais aussi à la santé et au bonheur de nos enfants, à la création d'un environnement familial plus harmonieux et à la promotion d'un monde plus sain et plus conscient.

Cultiver une relation positive avec la nourriture

Comment encourager une attitude positive envers la nourriture

Dans un monde de surinformation et de messages contradictoires sur la nourriture, il est crucial d'encourager une attitude positive envers la nourriture dès le plus jeune âge. Pour cela, il ne s'agit pas seulement de manger des aliments sains, mais aussi de cultiver une relation saine avec la nourriture, caractérisée par le plaisir, le respect et une approche équilibrée.

Pour commencer, l'accent devrait être mis sur la joie et le plaisir de manger. Les repas devraient être considérés comme des moments agréables et relaxants, plutôt que comme une corvée ou une source d'anxiété. Pour cela, il peut être utile d'impliquer les enfants dans la préparation des repas, de leur donner une certaine autonomie dans le choix des aliments et de faire preuve d'enthousiasme et de positivité lors des repas. De plus, il est important de faire preuve de gratitude pour la nourriture que nous mangeons, en reconnaissant le travail et les ressources nécessaires pour la produire.

Ensuite, il est essentiel de promouvoir une approche équilibrée de l'alimentation. Cela signifie éviter les extrêmes, comme l'interdiction de certains aliments ou l'obsession de la "perfection" alimentaire. Au lieu de cela, il est préférable d'enseigner aux enfants que tous les aliments peuvent avoir leur place dans une alimentation équilibrée, et que l'important est de manger une variété d'aliments et d'écouter les signaux de faim et de satiété de son corps.

Il est également important d'encourager le respect de la nourriture. Cela peut être fait en enseignant aux enfants d'où vient la nourriture, en leur faisant découvrir différentes cultures culinaires, et en promouvant des pratiques alimentaires durables et éthiques. De plus, le respect de la nourriture implique également le respect de notre corps, ce qui signifie éviter les commentaires négatifs sur le poids ou l'apparence, et promouvoir l'acceptation de soi et de la diversité corporelle.

Enfin, pour encourager une attitude positive envers la nourriture, il est crucial de montrer l'exemple. Les adultes doivent montrer qu'ils prennent du plaisir à manger, qu'ils respectent leur corps et leurs signaux de faim et de satiété, et qu'ils valorisent la diversité et l'équilibre dans leur alimentation. De plus, il est important de veiller à ce que les messages sur la nourriture et le corps soient cohérents à la maison, à l'école et dans les médias auxquels les enfants sont exposés.

Encourager une attitude positive envers la nourriture est une tâche complexe qui nécessite une approche multifacette. Cependant, en mettant l'accent sur le plaisir, l'équilibre, le respect et la cohérence, il est possible de cultiver une relation saine avec la nourriture qui favorisera le bien-être physique et mental des enfants à long terme.

L'importance de l'autonomie dans les choix alimentaires

L'autonomie dans les choix alimentaires est un aspect fondamental pour cultiver une relation positive avec la nourriture. Cela implique de donner aux enfants la possibilité de faire leurs propres choix concernant ce qu'ils mangent, tout en leur fournissant les informations et les compétences nécessaires pour faire des choix éclairés.

L'autonomie alimentaire permet aux enfants de développer une meilleure connaissance de leur corps et de leurs besoins. En leur permettant de décider quand ils ont faim, ce qu'ils veulent manger, et combien ils veulent manger, les enfants apprennent à écouter et à respecter les signaux de leur corps. Ils apprennent également à reconnaître et à gérer leurs propres préférences et aversions, ce qui peut les aider à développer une relation plus saine et plus équilibrée avec la nourriture.

L'autonomie alimentaire peut contribuer à l'acceptation de soi et à l'estime de soi. Lorsque les enfants ont le sentiment de contrôler leur alimentation, ils sont plus susceptibles de se sentir confiants et compétents dans ce domaine. Cela peut également les aider à résister à la pression sociale pour manger de certaines manières ou à ressembler à certaines images idéalisées.

L'autonomie alimentaire peut favoriser un comportement alimentaire plus sain. Plusieurs études ont montré que lorsque les enfants ont le contrôle de leur alimentation, ils sont plus susceptibles de manger une variété d'aliments et de maintenir un poids corporel sain. Cela peut s'expliquer par le fait que le contrôle alimentaire peut aider à prévenir les comportements alimentaires extrêmes, comme les restrictions sévères ou les excès alimentaires.

Cependant, promouvoir l'autonomie alimentaire ne signifie pas laisser les enfants sans guidage. Il est important de fournir aux enfants des informations précises et accessibles sur la nutrition, et de les aider à développer des compétences culinaires de base. Il est également crucial d'offrir un environnement alimentaire sain, où une variété d'aliments sains sont disponibles et où les aliments malsains sont limités.

De plus, il est important de respecter le rythme et les préférences individuelles de chaque enfant. Certains enfants peuvent avoir besoin de plus de temps et de soutien pour explorer de nouveaux aliments, tandis que d'autres peuvent être plus aventureux. Il est également important de respecter le fait que les goûts et les préférences peuvent changer au fil du temps, et que ce qui est bon pour un enfant n'est pas nécessairement bon pour un autre.

L'autonomie alimentaire est un aspect clé pour cultiver une relation positive avec la nourriture. En donnant aux enfants la possibilité de faire leurs propres choix alimentaires, tout en les guidant et en les soutenant dans ce processus, nous pouvons les aider à développer une relation saine avec la nourriture, qui favorisera leur bien-être physique et mental à long terme.

Comment gérer
les comportements alimentaires problématiques

La gestion des comportements alimentaires problématiques est un défi crucial pour les parents, les éducateurs et les professionnels de la santé. Ces comportements peuvent inclure le refus sélectif de certains aliments, les crises lors des repas, l'obsession pour certains types d'aliments, et les troubles du comportement alimentaire comme l'anorexie ou la boulimie. Ces comportements peuvent avoir des conséquences néfastes sur la santé physique et mentale de l'enfant, ainsi que sur le bien-être de toute la famille.

La première étape pour gérer ces comportements est de comprendre leur origine. Les comportements alimentaires problématiques peuvent être le résultat de divers facteurs, dont des facteurs biologiques (comme des sensibilités alimentaires ou des problèmes de digestion), des facteurs psychologiques (comme l'anxiété ou la dépression), et des facteurs environnementaux (comme la pression des pairs ou l'exposition à des images médiatiques idéalisées). Une évaluation approfondie par un professionnel de la santé peut être nécessaire pour identifier et traiter les causes sous-jacentes de ces comportements.

Une fois que les causes sont identifiées, différentes stratégies peuvent être utilisées pour gérer les comportements alimentaires problématiques. L'une des stratégies les plus efficaces est l'approche de la pleine conscience, qui consiste à encourager l'enfant à prêter attention à ses sensations corporelles, à ses pensées et à ses émotions lorsqu'il mange. Cette approche peut aider l'enfant à reconnaître et à respecter ses signaux de faim et de satiété, à gérer ses réactions émotionnelles face à la nourriture, et à développer une attitude plus saine et plus équilibrée envers la nourriture.

Une autre stratégie est l'éducation nutritionnelle, qui consiste à fournir à l'enfant des informations précises et accessibles sur les aliments et leur impact sur la santé. Cette éducation peut aider l'enfant à développer des compétences de prise de décision alimentaire et à faire des choix alimentaires plus sains.

L'implication des enfants dans la préparation des repas peut également être une stratégie efficace. Cela peut aider les enfants à se familiariser avec différents types d'aliments, à développer des compétences culinaires, et à prendre un rôle actif dans leur alimentation. Cela peut également être une occasion de passer du temps de qualité en famille et de créer des souvenirs positifs liés à la nourriture.

Enfin, il est important de promouvoir un environnement alimentaire positif, où manger est associé à des expériences agréables, où la diversité des aliments est valorisée, et où il n'y a pas de pression pour manger de certaines manières ou en certaines quantités. Cela peut aider à prévenir et à gérer les comportements alimentaires problématiques, et à promouvoir une relation saine avec la nourriture.

Il est important de noter que chaque enfant est unique, et que ce qui fonctionne pour un enfant peut ne pas fonctionner pour un autre. Il est donc crucial d'adopter une approche individualisée, flexible et bienveillante. Il est crucial de se rappeler que la gestion des comportements alimentaires problématiques peut être un processus à long terme, qui nécessite de la patience, de la persévérance et du soutien. Des défis et des rechutes peuvent survenir, et il est important de ne pas se décourager ou de se blâmer. Au lieu de cela, il est utile d'adopter une attitude de curiosité et d'apprentissage, de voir chaque défi comme une opportunité d'apprendre et de grandir, et de célébrer chaque petit progrès.

Il peut également être utile de chercher le soutien de professionnels de la santé, comme des diététiciens, des psychologues, ou des pédiatres, qui peuvent fournir des conseils spécialisés et un soutien continu. Des groupes de soutien pour les parents peuvent également être une ressource précieuse, en offrant un espace pour partager des expériences, des conseils et du soutien mutuel.

Enfin, il est crucial de cultiver une relation positive avec la nourriture, non seulement pour l'enfant, mais aussi pour l'adulte. Les adultes sont des modèles pour les enfants, et leur attitude envers la nourriture peut avoir un impact significatif sur la façon dont les enfants perçoivent et interagissent avec la nourriture. En cultivant leur propre relation saine avec la nourriture, les adultes peuvent montrer l'exemple et aider les enfants à développer une relation saine avec la nourriture.

En somme, gérer les comportements alimentaires problématiques peut être un défi, mais avec les bonnes stratégies et le bon soutien, il est possible d'aider les enfants à développer une relation saine et positive avec la nourriture. Cela peut contribuer à leur bien-être physique et mental à court et à long terme, et les aider à mener une vie saine et épanouissante.

Réflexions sur notre relation personnelle avec la nourriture

Réfléchir à notre relation personnelle avec la nourriture peut être une démarche profondément introspective et éclairante. Notre relation avec la nourriture est façonnée par un éventail d'expériences, de valeurs et de croyances, et elle peut avoir un impact significatif sur notre santé physique et mentale, notre bien-être et notre qualité de vie.

Pour commencer cette réflexion, il peut être utile de se poser des questions sur nos habitudes alimentaires. Par exemple, quelles sont nos préférences alimentaires et comment se sont-elles développées ? Comment décidons-nous de ce que nous mangeons, quand nous mangeons et combien nous mangeons ? Comment la nourriture s'intègre-t-elle dans nos routines quotidiennes ?

Il est également utile de réfléchir à nos attitudes et croyances envers la nourriture. Par exemple, voyons-nous la nourriture simplement comme un moyen de satisfaire notre faim, ou la considérons-nous également comme une source de plaisir, de réconfort ou de lien social ? Avons-nous des croyances ou des peurs particulières concernant certains types d'aliments ou de régimes alimentaires ? Comment ces attitudes et croyances influencent-elles nos comportements alimentaires ?

En outre, il peut être révélateur de réfléchir à l'impact de notre environnement sur notre relation avec la nourriture. Par exemple, comment notre culture, notre famille ou nos expériences passées ont-elles influencé nos attitudes et nos comportements alimentaires ? Comment notre environnement actuel, comme notre milieu de travail ou notre foyer, influence-t-il nos choix alimentaires ?

Enfin, il est important de considérer l'impact de notre relation avec la nourriture sur notre bien-être. Par exemple, notre relation avec la nourriture contribue-t-elle à notre santé et à notre bien-être, ou est-elle source de stress ou de culpabilité ? Comment notre relation avec la nourriture affecte-t-elle notre estime de soi et notre image corporelle ? Comment influence-t-elle notre humeur et nos émotions ?

En somme, réfléchir à notre relation personnelle avec la nourriture peut nous aider à mieux comprendre nos comportements alimentaires, à identifier les domaines qui pourraient bénéficier de changements, et à développer une relation plus saine et plus positive avec la nourriture. Cela peut non seulement améliorer notre propre santé et bien-être, mais aussi nous permettre de mieux guider et soutenir les enfants dans le développement de leur propre relation avec la nourriture.

Vers une culture
de la pleine conscience

La pleine conscience au-delà de l'alimentation

La pleine conscience, bien qu'elle ait été initialement intégrée dans les pratiques alimentaires, peut être étendue à tous les aspects de la vie quotidienne. Cette philosophie consiste à prêter une attention délibérée aux sensations, aux pensées et aux émotions dans l'instant présent, sans jugement. Elle permet de développer une conscience accrue de nos actions, de nos réactions et de nos motivations, qui peut conduire à une meilleure compréhension de soi et à une plus grande capacité à gérer les situations stressantes.

Au-delà de l'alimentation, la pleine conscience peut être appliquée à diverses activités quotidiennes. Par exemple, nous pouvons pratiquer la pleine conscience en nous brossant les dents, en marchant, en faisant la lessive ou en nous asseyant simplement en silence. Chacune de ces activités peut devenir une occasion d'être pleinement présents et conscients. C'est une occasion de sortir du pilote automatique et de vivre l'instant présent de manière plus riche et plus satisfaisante.

La pleine conscience peut également avoir un impact significatif sur notre santé mentale et émotionnelle. En nous entraînant à observer nos pensées et nos émotions sans jugement, nous pouvons développer une plus grande résilience face au stress, à l'anxiété et à la dépression. Nous pouvons apprendre à reconnaître les schémas de pensée négatifs et à les contester, ce qui peut conduire à une plus grande estime de soi et à un plus grand bien-être général.

De plus, la pleine conscience peut jouer un rôle important dans nos relations. En étant pleinement présents avec les autres, nous pouvons développer une plus grande empathie et une meilleure communication. Nous pouvons apprendre à écouter avec une attention véritable, à exprimer nos sentiments de manière plus authentique et à gérer les conflits de manière plus constructive.

Dans le domaine de l'éducation, l'intégration de la pleine conscience dans les salles de classe a montré des résultats prometteurs. Les élèves qui pratiquent la pleine conscience peuvent améliorer leur attention, leur auto-régulation et leur bien-être émotionnel, ce qui peut conduire à de meilleures performances académiques et à une meilleure gestion du stress.

Enfin, la pleine conscience peut nous aider à vivre de manière plus éthique et durable. En prenant conscience de l'impact de nos actions sur nous-mêmes, sur les autres et sur la planète, nous pouvons faire des choix plus réfléchis et plus respectueux.

En somme, la pleine conscience est une pratique puissante qui peut transformer tous les aspects de notre vie. Au-delà de l'alimentation, elle peut nous aider à vivre avec plus de présence, de sérénité et de bienveillance.

Encourager la pleine conscience dans l'éducation

L'éducation joue un rôle fondamental dans le façonnement de l'avenir de nos enfants. En plus d'enseigner les compétences académiques, l'éducation peut également aider les enfants à développer une conscience accrue de leurs pensées, de leurs sentiments et de leur environnement, et à apprendre à gérer le stress et les défis de manière plus efficace. L'intégration de la pleine conscience dans l'éducation peut jouer un rôle significatif dans la réalisation de ces objectifs.

La pleine conscience, en tant que pratique, implique une attention délibérée à l'expérience actuelle, avec une attitude d'acceptation et de non-jugement. Elle a été associée à une variété de bénéfices psychologiques et physiques, y compris une réduction du stress, une amélioration de la régulation émotionnelle, et une augmentation du bien-être général. Ces compétences peuvent être particulièrement bénéfiques pour les enfants, qui sont souvent confrontés à des défis significatifs liés à l'apprentissage, à la socialisation et à la gestion du stress.

En encourageant la pleine conscience dans l'éducation, nous pouvons aider les enfants à développer une conscience accrue de leurs expériences internes et externes, et à apprendre à gérer les défis de manière plus efficace. Par exemple, les techniques de pleine conscience peuvent aider les enfants à développer une meilleure concentration, à gérer leurs émotions de manière plus efficace, et à améliorer leurs compétences en matière de résolution de problèmes.

De plus, l'enseignement de la pleine conscience peut aider à créer un environnement d'apprentissage plus positif et plus engageant. Les enseignants qui pratiquent la pleine conscience peuvent être plus présents et attentifs aux besoins de leurs élèves, ce qui peut conduire à une meilleure communication et à un meilleur soutien pour l'apprentissage. De même, les élèves qui pratiquent la pleine conscience peuvent être plus engagés et attentifs en classe, ce qui peut améliorer leur apprentissage et leur réussite scolaire.

Il existe diverses façons d'intégrer la pleine conscience dans l'éducation. Par exemple, les enseignants peuvent introduire des exercices de pleine conscience simples, tels que la respiration consciente ou l'écoute consciente, dans leur routine quotidienne. Ils peuvent également intégrer la pleine conscience dans les leçons d'éducation physique, en encourageant les élèves à prêter attention à leurs sensations corporelles pendant l'exercice. De plus, les écoles peuvent offrir des programmes de formation à la pleine conscience pour les enseignants, afin qu'ils puissent intégrer efficacement ces pratiques dans leur enseignement.

En somme, encourager la pleine conscience dans l'éducation peut offrir de nombreux bénéfices pour les enfants, les enseignants, et l'ensemble de la communauté scolaire. En apprenant à être plus présents et attentifs, nous pouvons tous développer une plus grande conscience de nous-mêmes et de notre environnement, et apprendre à gérer les défis de manière plus efficace. À long terme, cela peut contribuer à créer une culture de pleine conscience, où chaque individu est valorisé pour sa capacité à être pleinement présent et engagé dans l'instant présent.

De plus, une telle culture de la pleine conscience peut avoir des effets positifs bien au-delà de l'école. En cultivant une conscience accrue et une gestion efficace du stress dès le plus jeune âge, nous pouvons aider à préparer nos enfants à naviguer avec succès dans les défis de la vie. De plus, en intégrant la pleine conscience dans l'éducation, nous pouvons aider à promouvoir une société plus consciente et plus empathique, où les individus sont plus capables de comprendre et de respecter les perspectives des autres.

Il est également important de noter que l'encouragement de la pleine conscience dans l'éducation doit être fait de manière sensible et respectueuse. La pleine conscience n'est pas une solution miracle, et elle ne convient pas à tout le monde. Il est donc crucial d'adopter une approche individualisée, en tenant compte des besoins, des intérêts et du contexte culturel de chaque enfant.

Encourager la pleine conscience dans l'éducation peut offrir de nombreux bénéfices, à la fois pour les individus et pour la société dans son ensemble. Cependant, pour réaliser pleinement ces bénéfices, il est essentiel d'adopter une approche réfléchie et respectueuse, qui valorise chaque enfant comme un individu unique et qui reconnaît la complexité et la diversité de leurs expériences.

L'impact d'une culture de la pleine conscience sur la société

L'adoption d'une culture de pleine conscience au sein de la société peut avoir des impacts profonds et durables à plusieurs niveaux. En promouvant une plus grande attention, une meilleure gestion du stress et une plus grande empathie, une telle culture peut contribuer à améliorer la santé et le bien-être des individus, à renforcer la cohésion sociale et à favoriser une gestion plus équitable et durable de notre environnement.

Sur le plan individuel, la pleine conscience peut aider à réduire le stress, à améliorer la santé mentale et à favoriser une plus grande satisfaction dans la vie. En apprenant à être plus présents et attentifs, les individus peuvent gérer plus efficacement le stress et les défis, renforcer leur résilience et vivre une vie plus équilibrée et épanouissante.

Sur le plan social, une culture de pleine conscience peut contribuer à renforcer la cohésion et l'harmonie au sein de la société. En cultivant une plus grande empathie et une meilleure compréhension des autres, les individus peuvent améliorer leurs relations interpersonnelles, réduire les conflits et favoriser une plus grande tolérance et respect pour la diversité. Cela peut contribuer à une société plus pacifique et harmonieuse, où chaque individu est valorisé pour sa contribution unique.

Enfin, une culture de pleine conscience peut également favoriser une gestion plus équitable et durable de notre environnement. En étant plus attentifs et conscients de nos actions et de leurs impacts, nous pouvons faire des choix plus responsables et durables, qui respectent la santé de notre planète et le bien-être des générations futures.

Cependant, il est important de noter que la promotion d'une culture de pleine conscience n'est pas sans défis. Cela nécessite une transformation profonde de nos attitudes et comportements, ainsi qu'un engagement à long terme de la part des individus, des communautés et des institutions. De plus, il est crucial d'adopter une approche inclusive et respectueuse, qui reconnaît la diversité des expériences et des perspectives, et qui évite toute forme de dogmatisme ou d'imposition.

La création d'une culture de pleine conscience peut offrir de nombreux bénéfices pour la société, mais elle nécessite une vision claire, un engagement fort et une approche respectueuse et inclusive. En travaillant ensemble, nous pouvons contribuer à créer une société plus consciente, empathique et durable, pour le bénéfice de tous.

Questions sur l'avenir de la pleine conscience dans notre société

Alors que nous réfléchissons à l'avenir de la pleine conscience dans notre société, plusieurs questions cruciales se posent. Comment pouvons-nous intégrer davantage la pleine conscience dans nos vies quotidiennes, nos écoles, nos lieux de travail et nos institutions ? Comment pouvons-nous surmonter les défis et les obstacles à la promotion d'une culture de pleine conscience ? Et comment pouvons-nous mesurer et évaluer l'impact de la pleine conscience sur la santé, le bien-être et la cohésion sociale ?

L'intégration de la pleine conscience dans nos vies quotidiennes peut être facilitée par le développement de programmes et de ressources éducatives, l'intégration de la pleine conscience dans les programmes scolaires et la formation des enseignants, la promotion de la pleine conscience dans les lieux de travail et la sensibilisation du public à travers les médias et les réseaux sociaux. Cependant, cela nécessite un engagement fort de la part des individus, des familles, des éducateurs, des employeurs et des responsables politiques.

La promotion d'une culture de pleine conscience peut également se heurter à plusieurs défis. Cela peut inclure la résistance au changement, le manque de compréhension ou de sensibilisation à la pleine conscience, et la difficulté de maintenir une pratique régulière de la pleine conscience dans un monde de plus en plus rapide et distrayant. Il est donc crucial de développer des stratégies pour surmonter ces défis, telles que la formation, le soutien et le mentorat, la création d'espaces dédiés à la pratique de la pleine conscience, et l'adaptation de la pleine conscience aux besoins et aux contextes spécifiques des individus et des groupes.

Enfin, l'évaluation de l'impact de la pleine conscience est une tâche complexe, qui nécessite des méthodes de recherche rigoureuses et des mesures valides. Cela inclut l'évaluation des effets de la pleine conscience sur la santé physique et mentale, le bien-être, les performances, les relations interpersonnelles et la citoyenneté. Cela nécessite également une réflexion sur les critères d'évaluation, les indicateurs et les méthodes de collecte de données, ainsi que la prise en compte des biais potentiels et des facteurs confondants.

L'avenir de la pleine conscience dans notre société dépend de notre capacité à intégrer la pleine conscience dans nos vies quotidiennes, à surmonter les défis et les obstacles, et à évaluer son impact de manière rigoureuse et éclairée. Cela nécessite une vision claire, un engagement fort, une approche adaptative et collaborative, et une volonté d'apprendre et de progresser. En travaillant ensemble, nous pouvons contribuer à créer une société plus consciente, empathique et durable, pour le bénéfice de tous.

Conclusion

Ce livre a exploré le concept d'alimentation consciente pour les enfants, en soulignant son importance dans le développement global de l'enfant et en proposant des stratégies pour sa mise en œuvre dans nos foyers, nos écoles et notre société. Nous avons examiné comment la pleine conscience peut transformer notre relation à la nourriture et notre manière de manger, en nous aidant à être plus attentifs à nos sensations de faim et de satiété, à apprécier la richesse des saveurs et des textures, à reconnaître les impacts de nos choix alimentaires sur notre santé et notre environnement, et à savourer les moments partagés autour de la table.

Nous avons souligné l'importance d'une alimentation saine pour la croissance physique, le développement cognitif et le bien-être émotionnel des enfants. Nous avons présenté des techniques culinaires pour rendre les aliments sains attrayants, et avons suggéré d'impliquer les enfants dans la préparation des repas, afin de stimuler leur curiosité et leur créativité, de développer leurs compétences et leur autonomie, et de renforcer leur lien avec la nourriture. Nous avons également discuté du rôle de l'éducation alimentaire, en mettant l'accent sur l'influence des modèles et des environnements, et sur la responsabilité des adultes dans la formation des habitudes alimentaires des enfants.

Dans ce processus, nous avons souligné le rôle du jeu dans l'adoption de nouvelles habitudes alimentaires, en proposant de faire de la cuisine un terrain de jeu et un espace d'apprentissage. Nous avons également abordé les défis de l'alimentation consciente, tels que les obstacles sociaux, culturels et individuels, et avons proposé des stratégies pour les surmonter, en soulignant l'importance de la patience et de la persévérance.

Enfin, nous avons exploré comment cultiver une relation positive avec la nourriture, en encourageant une attitude positive envers la nourriture, en favorisant l'autonomie dans les choix alimentaires, et en gérant les comportements alimentaires problématiques. Nous avons également réfléchi à notre relation personnelle avec la nourriture, et à la manière dont elle peut influencer notre approche de l'alimentation consciente.

L'alimentation consciente est un outil puissant pour favoriser une alimentation saine, une relation saine avec la nourriture, et un développement sain des enfants. Cependant, sa mise en œuvre nécessite un engagement conscient et soutenu de la part des individus, des familles, des éducateurs et de la société dans son ensemble.

En ce qui concerne l'avenir, nous espérons voir une culture de pleine conscience se développer, où la pleine conscience serait intégrée non seulement dans notre alimentation, mais aussi dans notre éducation, notre travail, nos relations et notre citoyenneté. Nous envisageons une société où chaque enfant aurait la possibilité de grandir en pleine conscience, de découvrir la joie de manger sainement, et de développer une relation positive et respectueuse avec la nourriture. Et nous croyons que chacun de nous a un rôle à jouer dans la réalisation de cette vision.

En conclusion, ce livre est une invitation à explorer l'alimentation consciente pour les enfants, à reconnaître son importance et à s'engager dans son application. C'est un appel à repenser nos habitudes alimentaires, à cultiver notre pleine conscience, et à contribuer à un changement positif dans notre relation avec la nourriture. En adoptant une approche consciente et respectueuse de l'alimentation, nous pouvons aider nos enfants à développer des habitudes alimentaires saines qui contribueront à leur bien-être tout au long de leur vie, tout en appréciant pleinement la richesse et la diversité de la nourriture.

L'exploration de l'alimentation consciente pour les enfants est une aventure passionnante, remplie de découvertes, de défis et de satisfactions. C'est une occasion de renforcer notre lien avec la nourriture, de nous reconnecter avec nos sensations corporelles, de renouveler notre appréciation pour la richesse des saveurs, des textures et des couleurs, et de célébrer les moments partagés autour de la table. C'est aussi une occasion d'éduquer nos enfants sur l'importance d'une alimentation saine, de les impliquer dans la préparation des repas, de les encourager à découvrir et à apprécier une variété d'aliments, et de les aider à développer une relation saine et respectueuse avec la nourriture.

Cependant, nous devons être conscients des défis que nous pourrions rencontrer en chemin, et être prêts à les affronter avec patience, persévérance et résilience. Nous devons également être conscients de notre propre relation avec la nourriture, et être prêts à l'examiner, à la comprendre et à la transformer si nécessaire. Enfin, nous devons être conscients de notre responsabilité en tant qu'éducateurs, parents et citoyens, et être prêts à assumer notre rôle dans la promotion d'une culture de pleine conscience.

En fin de compte, l'alimentation consciente pour les enfants est un voyage qui vaut la peine d'être entrepris. Il a le potentiel de transformer non seulement notre relation à la nourriture, mais aussi notre relation à nous-mêmes, à nos enfants, à notre environnement et à notre société. C'est un voyage vers une vie plus saine, plus équilibrée et plus consciente. C'est un voyage vers un avenir plus lumineux pour nos enfants et pour notre monde. Et c'est un voyage que nous avons le plaisir et l'honneur de partager avec vous. Nous vous souhaitons un voyage enrichissant, inspirant et joyeux. Bon appétit !

Réflexions essentielles

La pleine conscience est un outil puissant qui peut transformer notre relation avec la nourriture, nous aidant à manger avec intention et attention.

L'éducation alimentaire est un enjeu majeur. Les enfants doivent apprendre à faire des choix alimentaires sains pour leur bien-être physique et mental.

La présentation des aliments joue un rôle crucial pour rendre les aliments sains attrayants pour les enfants. La créativité en cuisine peut stimuler l'intérêt des enfants pour une alimentation saine.

Impliquer les enfants dans la préparation des repas est un moyen efficace pour les familiariser avec différents aliments et pour encourager une alimentation saine.

La cuisine est un terrain de jeu où les enfants peuvent apprendre, explorer et s'amuser tout en adoptant de nouvelles habitudes alimentaires.

L'alimentation a un impact significatif sur la croissance physique, le développement cognitif et le bien-être émotionnel des enfants.

Les adultes ont une responsabilité importante dans l'éducation alimentaire des enfants. Ils doivent être des modèles positifs et encourager une alimentation saine.

L'autonomie dans les choix alimentaires est essentielle pour encourager une relation saine avec la nourriture.

Les obstacles à une alimentation consciente peuvent être surmontés par des stratégies adaptées, la patience et la persévérance.

Cultiver une attitude positive envers la nourriture aide à encourager une relation saine avec la nourriture, évitant les comportements alimentaires problématiques.

La pleine conscience peut être intégrée dans l'éducation et la culture générale, apportant des bénéfices au-delà de l'alimentation.

Les modèles et environnements influencent les choix alimentaires des enfants. Un environnement positif et sain favorise de bonnes habitudes alimentaires.

Le jeu a un rôle important dans l'adoption de nouvelles habitudes alimentaires. Il rend l'apprentissage amusant et engageant.

La cuisine est un espace d'apprentissage où les enfants peuvent développer des compétences importantes tout en appréciant le processus.

La patience et la persévérance sont essentielles pour faire face aux défis de l'alimentation consciente.

Nous devons réfléchir à notre propre relation avec la nourriture et comment elle peut influencer l'éducation alimentaire de nos enfants.

La pleine conscience a le potentiel d'avoir un impact positif sur la société, encourageant une culture de bien-être et de respect.

Une mauvaise alimentation peut avoir des conséquences sérieuses sur la santé physique et mentale des enfants.

L'avenir de la pleine conscience dans notre société dépend de notre engagement à intégrer la pleine conscience dans nos vies et à éduquer nos enfants dans cette voie.

Finalement, l'alimentation consciente pour les enfants est un voyage qui peut transformer notre relation à la nourriture, à nous-mêmes, à nos enfants, et à notre monde pour le mieux.

Ne manquez pas l'occasion d'enrichir votre bibliothèque et d'approfondir vos connaissances avec la **collection** de **Polychromatic reflections Publishing** en vente sur Amazon :

L'équilibre entre vie professionnelle et vie personnelle
Luna Whisper

Ce livre vous propose des stratégies pour créer un équilibre harmonieux entre vos responsabilités professionnelles et vos besoins personnels, pour une vie plus épanouissante et atteindre un bien-être durable. Il vous offre des conseils pratiques et des stratégies pour gérer votre temps, établir des priorités et développer des compétences. Idéal pour les professionnels et les personnes en quête d'une vie plus épanouissante.

La psychologie de la réussite financière : Comprendre les schémas mentaux qui mènent à la prospérité financière et comment les adopter
Owen Redford

Ce Guide Ultime vous dévoile un chemin différent pour comprendre la richesse et le succès financier et vous guide à travers un parcours unique en explorant des concepts souvent négligés pour vous aider à atteindre vos objectifs financiers. Que vous soyez un entrepreneur, un professionnel ou simplement quelqu'un qui cherche à améliorer sa situation financière, ce livre vous offre des conseils précieux et des réflexions inspirantes pour vous aider à naviguer dans le monde complexe de la réussite financière. Vous y découvrirez les secrets cachés de la réussite financière que les experts ne vous diront pas.

Finance Verte : Réussir Financièrement tout en Protégeant la Planète
Owen Redford

Le monde évolue rapidement, et l'investissement responsable est devenu un élément clé pour façonner un avenir plus durable et juste. Ce livre vous guide à travers ses multiples facettes en abordant les principes éthiques, les défis et les opportunités, ainsi que les tendances émergentes et les innovations dans le domaine. Il offre également des perspectives d'avenir et des aspirations pour un monde meilleur, en soulignant l'importance de la collaboration entre les différents acteurs et en invitant chacun à agir et à réfléchir sur son impact en tant qu'investisseur et citoyen du monde.

L'odyssée du crypto-navigateur : Le guide ultime pour s'installer dans un pays favorable aux crypto-monnaies !
Owen Redford

Découvrez le guide essentiel pour les professionnels de la crypto-monnaie qui cherchent à s'installer dans un pays favorable aux crypto-monnaies. Ce livre offre des conseils précieux, des analyses détaillées et des témoignages inspirants pour vous aider à prendre des décisions éclairées sur votre carrière et votre vie à l'étranger. Que vous soyez entrepreneur, investisseur, ou simplement intéressé par les opportunités offertes par les pays crypto-friendly, ce livre est un incontournable pour vous.

Le murmure de l'âme : L'ASMR et la quête de la sérénité
Luna Whisper

Découvrez les avantages de l'ASMR pour la santé mentale, la relaxation et la productivité au travail. Apprenez-en plus sur les différentes techniques et les artistes qui ont façonné cet univers relaxant. Ce livre offre des informations précieuses pour les professionnels et les amateurs de bien-être cherchant à améliorer leur quotidien.